U0189317

一学就会

手部按摩

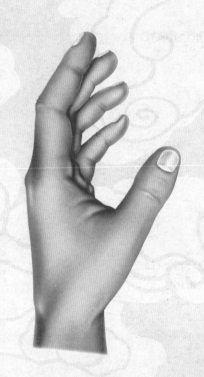

陈艳◎编著

科学普及出版社
·北京·

图书在版编目（CIP）数据

一学就会手部按摩 / 陈艳编著. -- 北京：科学普及
出版社，2022.7（2023.6 重印）
ISBN 978-7-110-10467-5

Ⅰ.①一… Ⅱ.①陈… Ⅲ.①手—按摩疗法（中医）
Ⅳ.①R244.1

中国版本图书馆CIP数据核字（2022）第129198号

策划编辑	胡 怡
责任编辑	胡 怡
封面设计	尚世视觉
正文设计	齐 心
责任校对	焦 宁
责任印制	马宇晨

出　　版	科学普及出版社
发　　行	中国科学技术出版社有限公司发行部
地　　址	北京市海淀区中关村南大街16号
邮　　编	100081
发行电话	010-62173865
传　　真	010-62173081
网　　址	http://www.cspbooks.com.cn

开　　本	710mm×1000mm　1/16
字　　数	222千字
印　　张	14
版　　次	2022 年7月第 1 版
印　　次	2023 年6月第 2 次印刷
印　　刷	德富泰（唐山）印务有限公司
书　　号	ISBN 978-7-110-10467-5 / R·903
定　　价	39.80元

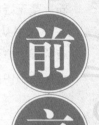

前言

　　一直以来，有两件事令我惴惴不安。

　　一件事是在现代文明的冲击下，中医——这一中国特有的宝贵医学财富，似乎在一些人（尤其是年轻人）的眼里，渐渐变得陌生起来；另一件事是很多人对养生保健争先恐后，却存在诸多认识误区。

　　中国的传统医学文化博大精深。2006年，我去比利时，亲眼见到欧洲人络绎不绝地前往当地的中医诊所，接受针灸和推拿治疗；每到周末的清晨，总有大量的患者在新加坡的一座天主教堂前排着长队，等候着中医师给他们诊病⋯⋯这样的例子不胜枚举。而在国内，前些年甚至有人在互联网上提出"取消中医"，尽管遭到广大网友的强烈谴责，但应如何传承和发扬中国传统医学，则是值得我们思考的一件大事。

　　"养生保健"这一名词越来越多地出现在我们的生活中。人们越来越多地把注意力放在提升自己的生活质量上，美丽、健康、长寿等词汇已被列入人们最为关注的话题之列。与此同时，种类繁多的保健品和营养品占据着药店的排排货架，电视、电脑、手机和报纸杂志上也到处都是保健品的宣传广告。

　　事实上，很多人对保健和养生的认识存在着误区。一些人以为，工作累了压力大了熬夜多了，吃点保健品和营养品调理调理就好了，全然不管这些东西是否合自己的"胃口"；或者为了减肥而只吃蔬菜不吃主食⋯⋯这样的观点对人无益。我们知道，要想身体健康，就要养成一个良好的生活习惯。其次，在日常生活中也要注意多学习科学的养生保健知识，懂得如何科学地养护、调理自己的身体。

　　中医养生奥妙无穷。中医学中蕴涵着大量珍贵、实用、方便和有效的养生方法和技巧，这些方法和技巧是我国先民亲身体验，再总结、归纳、吐故纳新而成的；它们安全、绿色、经济实惠、便于操作，很少会让人产生不良反应；历经了千年的传承，历久弥新。毫无疑问，中医学是我们日常调养身体、防病治病的"随身医师"。

　　本书从实用的角度出发，用文字说明配以真人图示，逐步介绍手部按摩的操作方法，内容通俗易懂，科学实用，方法简便易行，操作性较强。读者按照书中的方法和操作步骤，就能进行实践，一看就会，会了则能用。

陈艳

2022年7月

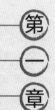
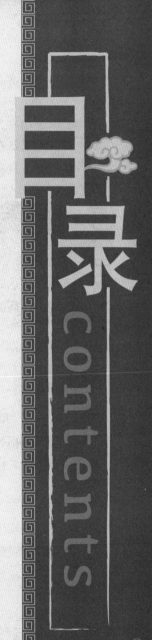

目录 contents

手部按摩必备常识

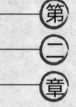

中医手诊自测法

图解手部穴位及反射区

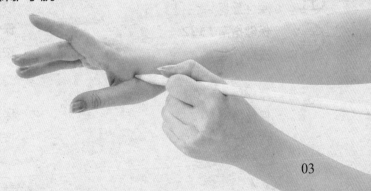

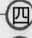

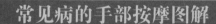

第一章

手部按摩必备常识

手部按摩是一种自然疗法，主要是通过对手部穴位进行按摩，以达到治病、防病的目的。

人的手部与人体健康有着密切的联系，准确并不断地按摩手部穴位，不仅能祛除病邪，还可以让身体保持健康。

手部结构解剖

手是人体非常重要的一个组成部分，在人体上肢的前端。从手腕到指尖的部分，通称手部。手骨由块骨、几十个骨关节、数十条肌肉和多条韧带组成，这些解剖学特点可以使双手动作灵活自如。手掌皮肤汗腺无汗毛，这种皮肤现象是掌部皮肤的重要特征之一。通常情况下，手背温度与体表温度相仿，手心温度与脸部温度相差不多。手掌皮下的血液循环极为丰富，微循环密集。手部不仅有极为丰富的毛细血管网和末梢神经，还有6条经络。手部有多个反射区，这些特性使双手特别敏感。人体是一个统一的整体，五脏六腑、四肢百骸、五官九窍各司其职，有着不同的生理功能，共同维持着人体的生命活动。手的功能齐备，是人体运用最多的组织器官，与人体健康有着密切的联系。

手部骨骼的组成

手骨在手的最内层，由腕骨、掌骨和指骨组成。

腕骨

腕骨共8块，排成近心侧、远心侧两列。近心侧列有4块，由桡侧向尺侧依次为：手舟骨、月骨、三角骨、豌豆骨。远心侧列有4块，由桡侧向尺侧依次为：大多角骨、小多角骨、头状骨、钩骨。

掌骨

掌骨共有5块，由拇指侧向小指侧依次命名为第1、第2、第3、第4、第5掌骨。各掌骨的近心端与腕骨相连，远心端与指骨相连，共同构成掌指关节。

指骨

指骨共有14块。

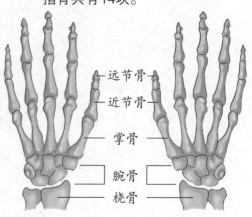

远节骨
近节骨
掌骨
腕骨
桡骨

● 手部骨骼构造图。

手部的血管神经结构

手掌的浅表层结构

手掌皮肤下有很致密的垂直纤维束，浅面连于皮肤，深面连于掌腱膜。手掌深筋膜可分为浅、深两层。浅层，在两侧部均较薄弱，并分别覆盖于鱼际和小鱼际表面；中间部特别坚厚，有掌肌腱纤维增强，称掌腱膜；深层，位于诸屈肌腱与骨间肌、掌骨之间，又名骨间掌侧筋膜。

手掌的中层结构

◎掌浅弓——位于掌腱膜的深面，正中神经的浅面，由桡动脉的掌浅支和尺动脉的终支吻合而成，有静脉伴行。

◎正中神经——通过腕管，行于掌浅弓的深面（略偏桡骨侧）、指屈肌腱浅面。在鱼际内侧缘中点处，先发出一返支（又称运动支）到鱼际，支配鱼际肌群（拇指肌除外）。正中神经返支的表面定位是鱼际内侧缘的中点，相当于腕前会纹下方约2.5厘米处。

◎尺神经——经屈肌支持带的浅面，紧贴豌豆骨的桡骨侧与尺动脉之间下行，再经掌短肌的深面至于手掌。尺神经在豌豆骨下方分为浅、深两支。

手掌的深层结构

◎尺神经深支——先发支分布于手掌的小鱼际肌，然后伴指动脉深支，从小指展肌和小指短屈肌之间穿越至指深屈肌腱的深面，它发出分支支配小鱼际诸肌，全部骨间肌，第3、第4蚓状肌和拇收肌。应注意的是支经豌豆骨和钩骨间的一段，易受损伤，也可形成"爪形手"。

◎掌深弓——这个组成部分位于手掌的尺神经深支的浅面，弓的凸缘约与掌骨基底相一致。它由桡动脉的终支和尺动脉的深支吻合而成（一般以桡动脉为主），这并不是偶然，而是我们在进化中拥有了这种能力。成散射状发出3条掌心脉，沿骨间掌侧肌下行，至掌指关节处，分别于掌浅弓的指掌侧总动脉吻合，分布于手掌及手指。另外的发返支和穿支分别与腕掌网、腕背网相交通，它们是手部的吻合动脉。

掌浅弓与掌深弓组成两层互相通连的血管吻合，有着重要的功能意义，它会让手处于一种安静的状态。当手紧握某物体之时，手掌的血管常常受到压迫，而使掌浅弓的血流受阻，这时血液仍能经掌深弓流通，保证手部的供血。

◎骨间肌和掌骨——这个部位位于手掌的掌深弓深面。手掌的骨间肌共有7块，其中包括3块骨间掌侧肌和4块骨间背侧肌。

◎在骨间肌表面有掌深筋膜覆盖，骨间掌侧肌的作用是使第2、第4、第5指向中指的方向内收。

◎手掌的间隙——手掌的间隙所指的是位于手掌中间深部的疏松组织间隙。它由掌中间隔分为鱼际间隙和掌中间隙。掌中间隔由掌腱膜的桡骨侧缘向深部发出，斜向尺侧附着于第3掌骨前缘。

✿ 手部皮肤的构成

皮肤位于人体表面，是人体的第一道防线，尤其是角质层，具有十分重要的功能。皮肤共有3层，分别是表皮、真皮和皮下组织。

表皮是皮肤的浅层结构，由复层扁平上皮构成。随着向浅层推移，细胞逐渐形成角化。皮嵴部位常见许多凹陷的小孔，称为汗孔，是汗腺导管开口的部位。皮沟是由于皮肤组织中纤维束的排列和牵引所形成的，深浅不一，在手掌活动部位（如关节部位）最深。皮沟将皮肤表面划分为许多三角形、菱形或多边形的皮野，在手背、颈项等处最为清楚。在手指及足趾末端屈面皮嵴呈涡纹状，称为指纹。

真皮由结缔组织构成，细胞更新缓慢。它位于表皮下面，对表皮提供支撑，具有可压缩性、可伸展性及弹性，同时也给表皮提供营养。在结构上，真皮由纵横交错呈密网状的纤维束组成，而纤维束则是由两种大分子蛋白质组成，分别是胶原蛋白和弹性蛋白。由于真皮结缔组织的纤维束排列方向不同，因此皮肤具有一定方向张力线，又名皮肤切线或Langer线。

皮下组织是脂肪组织，紧密包裹在肌肉及骨骼外，形成软垫，在皮肤受到外力挤压时可起到缓冲及保护机体深部组织的作用，同时起到调节体温的作用。

手掌部的皮肤较身体其他部位的皮肤厚而致密，角化也比较明显，当手掌皮下出现脓肿时，不易立即穿破皮肤，往往会在皮内形成轻微的脓肿现象，与原发皮下脓肿小孔相通，造成所谓的"哑铃状脓肿"。此外，由于手掌面皮肤汗腺丰富，但没有皮脂腺，故不会生疖肿。

手部按摩有哪些重要意义

手作为人体的重要部分，由54块骨及多个关节、肌肉、韧带组成，并且有极为丰富的毛细血管网和末梢神经，其中包括344个穴位、70多个反射区。经常活动和按摩双手，不但能调节全身功能，还可强化脑功能，延缓衰老。经常活动和按摩双手还可起到预防和治疗疾病及保健的作用。可见，手部按摩对于养生保健有着十分重要的意义。

手部按摩可促进血液循环

血液的正常循环，有赖于心脏生理功能的正常发挥。常言道"十指连心"，这说明了双手和心脏有着特殊的关系。手部运动可以充分发挥大脑的功能，使大脑能够更好地指挥整体互动。手部有两条经脉与心脏直接相关，即手少阴心经和手厥阴心包经。手部有极为丰富的毛细血管网、淋巴网和密集的微循环，手可以说是人体的又一心脏。手部按摩能使身体产生热量，还能促使毛细血管扩张、血流加快、血流量加大、淋巴管扩张、神经末梢产生兴奋，从而改善微循环和淋巴循环。此外，手部按摩还可促使流经远心端的血流速度加快和血液流量增加，使心脏的回流增加，从而促进机体血液循环，减轻心脏的负担，增强了心脏的功能，使远心端的指尖、手部末梢循环都处于最佳循环状态。更重要的是手部按摩促进了脑部血液循环，使脑部这个全身最高指挥部处于最佳状态，全身的循环自然就会得到改善和增强。

另外，手部按摩能有效地促进肾、输尿管和膀胱等排泄器官反射区的血液循环，使得相应脏器的功能得到改善。再者，手部按摩能有效地改善肺和支气管的功能，使肺内的氧气和二氧化碳的交换更加活跃。手部处于身体上部，离心脏较近，血液循环顺畅，对全身的血液循环和淋巴循环具有巨大影响，能加速毒素的排除，提高机体的免疫力，增强机体的抗病能力。

手部按摩可保持经络平衡

人体经络包括十二经脉、十二

经别、奇经八脉、十五络脉等。其中，十二经脉为主体，又叫十二正经，分别是手三阴经、手三阳经、足三阴经和足三阳经。十二经脉表里相合，相互衔接。手三阴经从胸到手，交于手三阳经；手三阳经从手到头，交于足三阳经；足三阳经从头到足，交于足三阴经；足三阴经从足到腹、胸，交于手三阴经。如此首尾相贯，如环无端，构成了气血运行传输的通路。由于双手是经脉相互交接的重要部位之一，因此人体各脏腑、组织、器官的生理功能及病理变化的信息都可以通过经络汇集到双手，使双手成为反映全身健康的最敏感点。按摩刺激双手的穴位，通过经络的传导，就可以调整相关脏腑、组织和器官的机能，调节相关脏器，从而达到防病治病和自我保健的目的。

✿ 手部按摩疗法是我国传统医学的瑰宝

手部诊断按摩疗法是我国传统医学的宝贵遗产，也是我国广大劳动人民和历代医学家在与疾病长期斗争及医疗实践中，通过反复的摸索、验证、总结后所创立的一门独特的诊疗方法。这种方法简单直观，经济实用，更能够早期诊断，能使疾病得到及时诊治，将疾病消除在萌芽状态，适宜推广普及。

手部诊断按摩疗法是以中国传统医学为理论基础，以反射学原理为依据，通过手部的经络与全身脏腑、组织、器官联系进行的。同时，根据生物全息律原理，手部各反射区反映了人体各器官的相应信息。也就是说，当全身的脏腑、组织、器官出现了病变时，疾病的信息就会从手部反映出来。因此，我们对手部的反射区或穴位进行按摩刺激，就能获得治疗信息的能量，继而通过经络的传递，调动和激发集体的免疫力和自我修复能力，调节脏腑、组织、器官的生理能力，使病体得到康复。

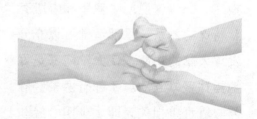

● 经常进行手部按摩可促进机体血液循环。

✿ 手部按摩适用性较广

手部诊断按摩疗法是运用物理方式（手或按摩器具）刺激双手反射区，调节人体各脏腑、组织、器官的生理功能，是无放射、无创伤的自然疗法，如在治疗穴区可用拇指或食指以轻、柔、缓、慢的指力进行按揉；按揉时可走直线也可用画圈的方式；初次按揉后若局部出现酸、微痛、胀等感觉，这是指力大的缘故，应逐渐减轻力度；按压可以随时随地进行。所以它具有简单、直观，易学、易掌握、易操作，无不良反应，不受时间、地点、环境设备等条件限制的优异特点和便捷性，适合各阶层人士广泛采用。因此，此法已日益受到人们的欢迎，被誉为不花钱的"家庭小医院"。

医者运用各种手法技巧，在患者手部反射区反复按摩刺激，直接发挥了平衡阴阳、行气活血、化瘀止痛、祛风散寒、清神醒脑、开通闭塞、软坚散结、祛邪扶正的作用。另一方面，应力也可转化为"能"，渗透到体内，改变其相关的系统功能，这种"能"可作为信息的载体，通过反射区——脏腑、组织、器官的传导，反射性地影响津液、气血、营卫、脑髓、脏腑，以及神经、情志等生理活动和病理状态，从而起到对全身整体性的调治作用。

手部按摩发展前景乐观

目前，我国医疗条件尚不完善，甚至有些地区缺医少药，特别是在农村和边远地区，推广普及这种方法，更具有实现全民健身的现实意义。随着时代的发展，尤其是世界范围内反射学在医学领域的长足进展，生物全息律在医学领域里也有了多学科突破，相关学科的交叉融合，使人们逐渐创立出多种手部疗法，如手功疗法、手针疗法、手浴疗法、手印疗法和手部按摩疗法。最近几年来，足部反射区按摩疗法的广泛应用，又为手部诊断按摩疗法补充了新的理、法、方、技，同时也促进了该学科的进展。

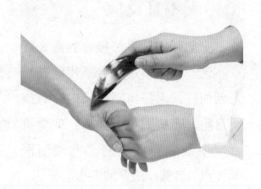

●手部按摩疗法越来越受到大众的欢迎。

7

手部按摩的优势

 疗效好

在患者手部的反射区或穴位上，经常可以找到相应脏腑病变所产生的毒素沉积的硬块。初步研究表明，这种沉积物是由尿酸晶体和其他毒素长期沉积而形成的，它严重地影响着人体的血液循环，从而影响了相应脏器的功能和人体的健康。按摩手部相应穴位或反射区能把这种沉积的毒素通过泌尿系统和消化系统排出体外，也可以通过皮肤出汗排出。毒素排出后，人体内的血液循环功能迅速恢复正常，病变的器官也可以因得到充分的营养而迅速恢复正常。

无不良反应

安全有效是手部按摩的最大优点。这一疗法不用打针不用吃药，无创伤性，无任何不良反应，有病便治病，无病则可以强身，完全符合当今医学界推崇的"无创伤医学"和"自然疗法"的要求。

手部按摩可以预防和治疗上百种疾病，只需对手部进行按摩，就可改善相应的症状。

经济实惠

以我国目前的医疗状况，患者到医院看病，手续烦琐，耗时较长；而且各项医疗费也都很昂贵。不论是发达国家，还是发展中国家，医疗费用对于家庭和社会来说都是一笔沉重的负担。手部按摩既不必服用药物，也不必备有医疗器械，只要有一支按摩棒或用手就可以达到防病治病的目的。因此，学会手部按摩，可以极大地节约医疗开支，节省许多宝贵的时间。

容易操作

手部按摩不需任何药物和医疗器械，也不讲究诊治场所，只凭视觉、触觉和痛觉，我们就可直接从手部穴位或反射区得知各脏腑、组织、器官的生理病理变化，及时做出诊断。进行治疗时，我们只要用双手或简单的按摩工具，甚至是日常生活中的一些器具，如钢笔、筷子、硬币、钥匙等，都可以实施治疗。每日利用空余时间，按照书上所提供的处方，自我按摩或相互按摩30分钟，就可以达到防病治病的目的。相对于我们现行的某些常规诊疗方法来说，手部按摩可以说是更简单、更直观、更易行。

易于推广

手部按摩是一种无针、无药、无创伤、无不良反应的物理疗法，是一种标本兼治的全身治疗方法，尤其是对一些慢性病症和痛症的治疗，能显示出其独特的疗效。同时，手部按摩不受时间、地点、环境和条件的限制，又具有易学、易掌握、易操作、方便灵活、见效快的优点。手部反射区及穴位立体感明显，接受刺激面大，产生的生理功能多，向体内传导的信息量大。因此，手部按摩适应社会各阶层人士学习，易于推广。

可进行早期诊断防治

目前多数的医疗检查手段和方法，都须在人体有明显不适症状或反应时才能做出诊断。即使这样，有时也存在误差，如冠心病在尚未发作时，其心电图往往也无异常变化。有很多疾病一旦被现代手段检查出来时，大多已是中、晚期，治疗难度会很大。因此，寻求疾病早期诊断、早期治疗，防患于未然，使机体保持旺盛的生命力，是目前医学发展的大趋势。手部按摩正符合这个大趋势。当人们感觉机体稍有不适时，手部反射区或穴位就会有反应。我们通过对手部进行望、触摸、按压等诊断方法，就能发现手与指甲的形态、皮肤的颜色发生变化。皮下若有沙粒状、包块状或条索状硬结，我们在按压时就会有疼痛的感觉。这就初步反映了手部反射区或穴位相对应的脏腑、组织、器官的生理病理状况，我们也可以对此做出诊断，并制定相应的治疗方案。因此，手部按摩对人体疾病的早期诊断和治疗都有着极为重要的价值。

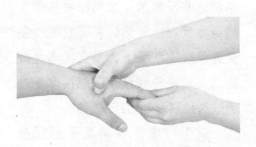

● 手部按摩对人体疾病的早期诊断有着重要意义。

手部按摩能治百病的理论依据

如今，世界上存在着多种多样、分门别类的治疗方法，尽管它们的名字听起来各不相同，但是它们通过各自的治疗方法，想要达到的目的却是相同的。与东方的许多治疗方法相比，手部按摩治疗在很大程度上属于与能量有关的治疗方法，而且是使处于疾病状态的人体各系统恢复平衡的治疗方法。

按照生物全息理论，身体的任何一部分都蕴含了身体的全部信息，所谓"窥一斑而知全豹"，即双手是人体的缩影，各个器官的变化都会反映在手上。人们按照器官在双手的反应，将手称为手部反射区。当身体患病时，某一器官的疾病，就会在相应的反射区上反映出来，平常并没有什么感觉，按压的时候就会感到疼痛。按摩技师正是通过这些反射区，来判断被按摩者的身体情况。既然体内器官发生病变会反映在双手上，那么两者之间必然有着某种联系，手部按摩正是通过这种联系来治疗疾病的。

双手按摩能够刺激手部反射区，就好比用针灸来刺激穴位一样，具有双向调节作用，当功能亢进时，可以抑制；当功能低下时，可以提高机体的兴奋性。此外，对手部进行按摩，还可以改善局部的血液循环，通过双手与全身的联系机制，达到调解全身平衡的目的。但是，人体远远要复杂得多。至今，人类对人体的认识依然微乎其微，所以手部按摩完全有可能如我们想象的那样发挥作用。

手部按摩是按摩疗法的一个组成部分，是现代中医临床学的一个分支。它起源于中国，发展于国外，风行于全世界。手部按摩为什么会有如此的魅力呢？那当然取决于它的卓越疗效！

 ## 通过刺激反射区调整阴阳平衡

手部按摩就是通过刺激一定的反射区和穴位，产生一定的生物信息，并通过经络系统或神经系统传递到相应的脏腑、组织和器官，从而恢复其阴阳平衡的状态，达到治病的目的。手部按摩对相关脏器可起到双向调节的作用，如按揉胃肠反射区既可以促进胃肠的蠕动，也可以抑制肠胃的蠕动。换句话说，按揉胃肠反射区既能治疗便秘，又能治疗腹泻。特别指出的是，按摩手部有关内分泌腺反射区能提高协调各分泌腺的分泌功能，而内分泌腺素的正常水平与人体内的阴阳平衡密切相关。

手部按摩符合神经反射原理

为手反射区提供相关神经反射原理理论的是美国医生威廉·菲兹杰拉德博士。他在1913年发表了系统的反射治疗理论，引起了医学界的广泛重视。这项理论称，人类的双手有着极为丰富的神经末梢，有非常灵敏的触觉，可以感受到除了视觉、味觉以外的各种刺激。如用两根间距很近的针同时刺激手部时，我们可以感受到两个刺激点。我们若用同样的方法刺激上臂，只能感受到一个刺激点。这说明手部的敏感度和身体其他部位相对比，有着明显的差别，因而，手部是人体反应最为敏感的反射区域。所以，当身体各脏腑组织器官发生病理变化时，双手的穴位或反射区就会提供相关各脏腑、组织、器官的信息。同样，我们在双手选择适当的穴位或反射区进行按摩刺激，也可以通过神经反射方式，对相应的各脏腑、组织、器官的生理功能进行调节，从而达到治病防病的目的。

产生内源药物因子无副作用

外源性的化学药物，大多既有治疗作用，又有毒副作用。内源性药物因子则是通过按摩等传统疗法使机体应激性产生生物化学和生物物理改变。由于这种因子是机体接受治疗信息自身调节所产生的物质，不但对人体无害，而且更能起到外源性药物所发挥不了的作用，甚至出现意想不到的治疗效果。手部按摩所产生的内源性药物因子在抗感染方面有很多种类，实际上，对人体的经络系统、全息区等的物理刺激都可以调动和活跃人体的免疫系统，从而提高机体的抗病能力。

总之，不论手部按摩的作用机理如何，其治疗作用都是客观存在的。我们通过实践发现，手部按摩具有补、泻、温、清、消、散、汗、和、敛、缓、镇等作用。

手部按摩一些细节须知

按摩适应证

每一种疗法都有一定的适用范围，手部按摩也不例外。根据我们多年的临床实践和对数以千计的病例分析，手部按摩主要适应下列几个方面的病症：

◎对神经官能症（包括下丘脑自主神经功能紊乱、各脏器功能紊乱）和各种神经痛有明显疗效。这是因为手部按摩对中枢神经系统有调节作用，对痛觉有明显的阻断作用。

◎对慢性胃肠道疾病和小儿厌食、小儿消化不良有明显的疗效。手部按摩对消化系统的消化吸收功能有很好的促进作用。

◎对各种变态反应性疾病，如过敏性哮喘、过敏性鼻炎、过敏性皮炎有明显的疗效。因为手部按摩对神经内分泌系统的平衡有较好的调整作用，明显提高了肾上腺皮质功能，产生了类似皮质激素（如泼尼松、可的松）的作用。

◎对各种炎症，如乳腺炎、淋巴结及淋巴管炎、上呼吸道感染、喘息性支气管炎等有明显疗效，说明手部按摩对机体免疫系统的提高有着明显的促进作用。

总之，手部按摩对生理功能的调节具有重要意义，对各种功能性疾病也有明显疗效。此外，手部按摩对于器质性疾病也有一定的治疗作用，但不建议单独使用，可将手部按摩作为主要的辅助方法。

按摩禁忌证

手部按摩虽然治疗范围广泛，具有疗效好、无不良反应的特点，但如同所有的治病方法一样，也不能包治百病。有些病症是忌用手部按摩的，临床应用时需要谨慎对待。

◎**某些外科疾病**。如急性腹膜炎、肠穿孔、急性阑尾炎、骨折、关节脱位等。

◎**各种急性传染病**。如伤寒、霍乱、流脑、乙脑、肝炎、结核、梅毒、淋病、艾滋病等。

◎**急性中毒**。如食物中毒、煤气中毒、药物中毒、酒精中毒、毒蛇咬伤、狂犬咬伤等。

◎**急性高热病症**。如败血症等。

◎**各种严重出血性疾病**。如脑出血、血友病、白血病、胃出血、子宫出血、内脏出血等。

◎急性心肌梗死，高血压及心、肝、脾、肺、肾功能不全的患者不宜按摩。

◎妇女月经期及妊娠期不宜按摩。

◎精神病患者发作期间不宜按摩。

◎手部皮肤损伤及患有皮肤疾病，如湿疹、烫伤及一些开放性伤口。

◎急性软组织损伤导致的局部组织肿胀，如踝关节扭伤、韧带拉伤急性期等。

上述症状存在病势急迫、瞬息万变的情况，不能贻误病机，且病情严重，机体虚弱，难以承受按摩时的疼痛。另外，按摩易使血液循环加快，容易导致一些急症患者出现不良的后果。

对上述禁忌证，医师应及时采用药物、手术等治疗措施，待患者的病情趋于稳定或缓解后，再以手部按摩作为辅助手段进行调理以加强疗效，缩短病程。

按摩时注意事项

◎按摩时，室内必须避风、避强光、避免噪声刺激。保持室内空气清新，光线充足，干净整洁。

◎操作者应保证双手清洁、温暖，指甲修剪整齐，避免划伤被操作者。为了加强疗效，防止皮肤破损，操作者在按摩时可选用一定的润滑剂，如滑石粉、按摩乳、香油、白酒等。

◎诊断不清楚或者突发性的疾病，要到医院明确诊断，以免延误病情或造成严重的后果。病重者的治疗以药物为主，以手部按摩为辅。

◎饭前、饭后的2小时内不宜按摩，患者应避免在过饥、过饱、酗酒或者过度疲劳等情况下按摩。

◎操作者在按摩前应让患者休息片刻，并将注意事项告诉患者，以便患者配合。操作者要用热水洗手，以保证手的清洁卫生，常修剪指甲，同时，预先摘掉如手表、戒指等有碍操作的物品。

◎慢性病需要按疗程连续按摩一段时间后才可见效。对症选穴后，操作者应采用指尖点按或按揉

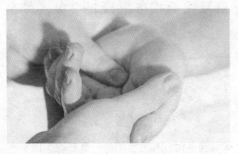

● 手部按摩并不是万能的，也有一些禁忌证。

13

手法，力度应柔和，每穴3~5分钟。

◎在治疗中，患者如果出现头晕、恶心、昏厥等情况，操作者应立刻停止按摩，平卧休息，以便及时处理，区别对待。

◎在治疗腰部、颈部及各种关节、软组织扭伤时，操作者应边施手法，边嘱患者活动，当病痛严重时还必须直接按摩患部。腰部肾区不宜用拍法、击打法等重手法，以免损伤肾脏。

◎手穴部位比较小，按摩时，有些穴位也可以用一些器械来操作，如以钢笔、圆珠笔等尾部（必须光滑圆润）来按压穴位。

◎自我按摩者应注意循序渐进，并严格遵守操作要求，有毅力和恒心。

◎严重病症应以药物和其他疗法为主，手部按摩为辅。

❀ 关于时间和力度的要求

按摩时一定要选择对双方都合适的姿势，同时要根据年龄和体质来进行调整。老年人、体质较弱者多选择卧位或坐位，如果进行头部按摩、颈部按摩，还可以选择有靠背的座位；对于小孩，可采取家长抱坐的姿势；自我按摩时，要选择自己容易

施力的姿势，以免产生疲劳感或损伤自己。此外，操作者还要根据被按摩者的年龄、体质和性别选择不同的按摩手法和力度。具体地说，老人、儿童、妇女用力要轻；青壮年用力要重。体格瘦弱者用力要轻；体格强壮者用力要较重。操作者在按摩时应力度适当，针对病症和穴位的不同来选择适宜各自的手法，变化运用。一般力度施重在4.9~9.8牛为被操作者可以承受的范围。操作者在按摩时可选用润滑剂来加强疗效，防止皮肤破损。

一般来说，对慢性疾病进行治疗按摩宜早，因为此时病情比较轻，容易治疗。但是，对于急性的扭挫伤，并伴有出血的，至少应在24~48小时后，待情况稳定后再进行按摩。按摩时的手法操作要根据患者体质、病症、病位灵活运用，力度适中。穴位较小时，可选用一些头部圆滑的工具代替手指按摩。自我保健按摩每日1~2次，每次

● 按摩的时间和力度不能一概而论，以不产生疲劳感或损伤自己为佳。

20~30分钟，可在早上起床前或晚上临睡前进行。在按摩前后，被按摩者应饮温开水，这样有利于血液循环和排除毒素。

 选穴应遵守哪些原则

为便于学习掌握，这里简要介绍一下"五脏"和"六腑"的生理功能特点。

"五脏"指心、肝、脾、肺、肾，其功能见下表：

五脏	功能
心	①心主血脉，其华在面；②心主神明，主管精神意识、思维活动；③心主汗液，"血汗同源"；④心开窍于舌
肝	①肝主疏泄，即有疏通、升发、条达的功能；②肝主藏血；③肝主筋，其华在爪；④肝主两胁；⑤肝开窍于目
脾	①脾主运化，"脾为后天之本"；②脾主中气；③脾主统血；④脾主肌肉与四肢；⑤脾开窍于口，其华在唇；⑥脾喜燥恶湿；⑦脾与胃相表里
肺	①肺司呼吸，主一身之气；②肺主宣发与肃降；③肺通调水道；④肺主皮毛，其华在毛；⑤肺主声音，开窍于鼻；⑥肺与大肠相表里
肾	①肾藏精，主人体的生长发育与生殖"先天之本"；②肾主水液；③肾主纳气；④肾生骨髓，通于脑；⑤腰为肾府；⑥肾与膀胱相表里

"六腑"指胃、胆、小肠、大肠、膀胱、三焦，其功能见下表：

六腑	功能
胃	①胃主受纳，腐熟水谷，"求答之海"；②胃气为后天之本，以下行为顺，喜润恶燥
小肠	①受盛化物；②泌别清浊
胆	①贮藏和排泄胆汁；②胆汁可以帮助食物消化
大肠	①传导之府；②主司魄门
膀胱	①化气行水，"水液代谢"；②膀胱气化功能受肾阳所主
三焦	①三焦是脏腑之间和脏腑内部的间隙互相沟通所形成的通道，运行着元气和津液；②气的升降出入，津液的输布与排泄，都需三焦通畅

五脏六腑的选穴原则主要包括以下几点：

◎按疾病的相应部位选穴，如胃痛取胃穴。

◎对症取穴是针对个别症状的治疗措施，一般属于治标的范畴，如发热取大椎穴、曲池穴。

◎辨证取穴在辨证论治的思想指导下，以法统方，如脾胃虚寒，需温中散寒，补法加灸，取脾俞穴、胃俞穴、中脘穴、足三里穴治疗。

◎经络有左右交叉的传注关系，故选穴时可选取疾病部位相对应侧的相应穴位。

以上四种取穴法可单独用，也可配合运用。

手部按摩有哪些技巧

手部按摩时，首先要对双手进行摩擦，即手掌对搓2~3分钟，然后用手掌搓手背，双手交替2~3分钟。再做一些活动腕关节、摇转手指、握拳伸掌等准备活动，以免挫伤手指（见图①、图②）。

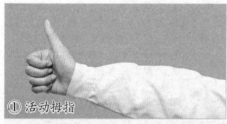

① 活动拇指

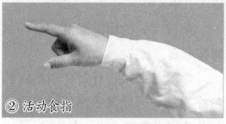

② 活动食指

按摩手法花样多

点法

用拇指或中指的指端等部位（按摩棒点压也可）点压手部穴位区的手法为点法。常与按法、揉法配合应用（见图③、图④、图⑤、图⑥、17页图⑦）。

适用部位：一般用于骨缝处的穴位要求力度大而区域较小的部位。

功能主治：通经活络，调和阴阳，消肿止痛。该手法多用于急症和痛症的治疗。

操作注意：点压准确到位，不可滑动，忌暴力，按压时应逐渐加力，使患者有酸、麻、胀、重等感觉即可。

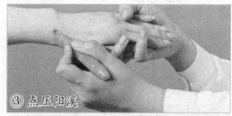

③ 点压阳溪

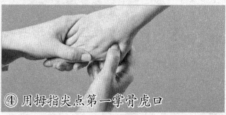

④ 用拇指尖点第一掌骨虎口

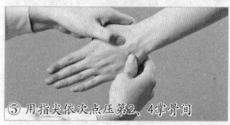

⑤ 用指尖依次点压第2、4掌骨间

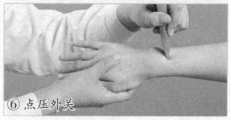

⑥ 点压外关

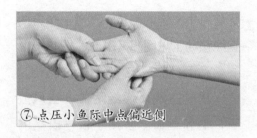

⑦点压小鱼际中点偏近侧

搓揉法

搓揉法包括指搓揉法和掌搓揉法。

指搓揉法： 用手指腹和手掌贴附在施治部位，轻柔缓和地旋转与搓揉。

掌搓揉法： 用手掌大鱼际或掌根部，附着于治疗的部位，环旋揉动。

按法

用拇指指尖或指腹垂直平压于手部穴位，以按法为主。常与点法、揉法配合运用（见图⑧、图⑨、图⑩、图⑪）。

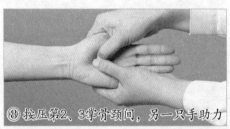

⑧按压第2、3掌骨颈间，另一只手助力

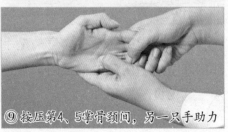

⑨按压第4、5掌骨颈间，另一只手助力

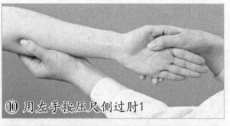

⑩用左手按压尺侧过肘1

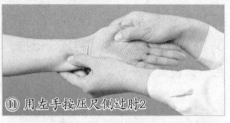

⑪用左手按压尺侧过肘2

适用部位： 手部平坦的区域。

功能主治： 疏经活血，解痉止痛。多用于慢性疾病的治疗。

操作注意： 间断缓慢着力，患者有酸、麻、胀、重等感觉即可。切忌暴力。

压法

所谓"压"的手法，就是指压。在家庭中进行的穴道刺激中，能够普遍使用的是指压。指压最主要是利用容易施力的大拇指或食指、中指。利用指腹部分按压是其诀窍。因为这样，可加重压力，而且长时间按压也不致疲倦（见18页图⑫、图⑬、图⑭、图⑮）。

适用部位： 手部平坦的区域。

功能主治： 多用于慢性病的治疗，一般仅予以轻压，这被称为"补法"，即补充能量，是能促进器官恢复到正常状态的刺激法。神经亢奋、有强痛时，操作者则予以重压，这称为"泻法"，此乃抑制过高能量的刺激法。这些方法虽然统称"指压"，但在实际操作时，操作者应视疾病、症状而有不同指法。操作者应每压3~5秒，休息2~3秒，再压3~5秒，每一部位重复3~5次。

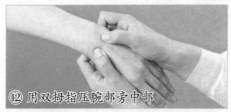

⑫ 用双拇指压腕部旁中部

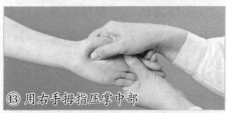

⑬ 用右手拇指压掌中部

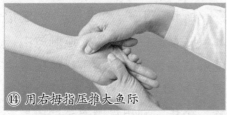

⑭ 用右拇指压推大鱼际

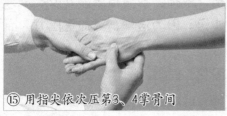

⑮ 用指尖依次压第3、4掌骨间

▌推法

用指掌、掌根、单指及大小鱼

际着力于一定的部位，顺着一个方向直线移动（见图⑯、图⑰、图⑱）。

适用部位： 手部纵向长线的穴位。

功能主治： 通经活血，祛风散寒，调和气血。多用于慢性疾病的治疗。

操作注意： 操作时要求指掌紧贴体表，用力均匀。

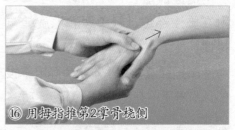

⑯ 用拇指推第2掌骨桡侧

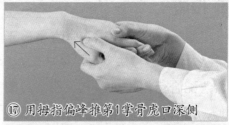

⑰ 用拇指偏峰推第1掌骨虎口深侧

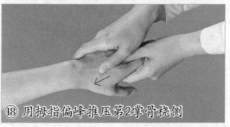

⑱ 用拇指偏峰推压第2掌骨桡侧

▌掐法

用拇指指甲端重按穴位，是手部按摩手法中刺激性最强的一种方法（见19页图⑲）。

适用部位： 掌指关节结合部位

及掌骨骨缝部位或十指末端。

功能主治： 开窍醒神，回阳救逆，温通经络。常于急救时使用。

操作注意： 在穴位或反射区重按时，时间要短，防止掐破皮肤。

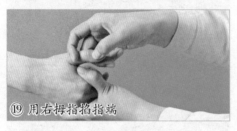

⑲用右拇指掐指端

捻法

用拇指、食指或中指掌面夹持住施术部位，两指或三指同时相对做揉搓动作（见图⑳、图㉑）。

适用部位： 手指各部的小关节。

功能主治： 疏通经络，活血止痛。用于手指各小关节的病症。

操作注意： 应注意力度和频率。

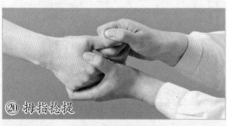

⑳拇指捻提

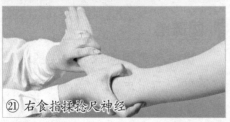

㉑右食指揉捻尺神经

摇转法

使手部指关节、手腕关节做被动均匀的环形动作（见图㉒、图㉓）。

适用部位： 手部指节、手腕部关节。

功能主治： 行气解痉，滑利关节。

操作注意： 操作时需双手同时操作，一手固定，一手操作。切忌单手突然用力，以防损伤关节。

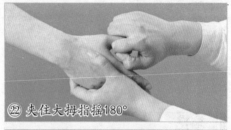

㉒夹住大拇指摇180°

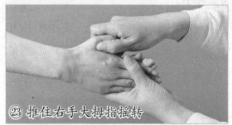

㉓推住右手大拇指摇转

拔伸法

在关节上下端，沿着肢体纵轴方向，用力做反方向的牵拉、牵引动作，从而使关节间隙增大（见20页图㉔、图㉕）。

适用部位： 手指的指关节、掌指关节及腕关节、手部关节。

功能主治： 疏通经脉，行气活血。适用于局部病症的治疗。

操作注意：两手用力要适度，切忌强拉硬牵，以免损伤手部关节或韧带。

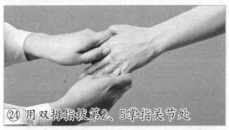

㉔用双拇指拨第2、5掌指关节处

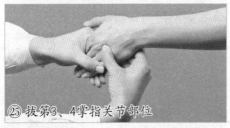

㉕拨第3、4掌指关节部位

▌拿法

用拇指和食、中指，或用拇指和其余四指的指腹，相对用力紧捏手部（见图㉖、图㉗、图㉘、图㉙、图㉚）。

适用部分：用于手的前臂部分。

功能主治：舒筋通络，解表发汗，镇静止痛，开窍提神。

操作注意：操作时动作要缓和，有连贯性；拿取的部位要准，带有揉捏动作，用力轻重交替。

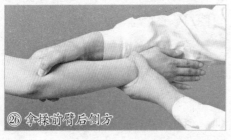

㉖拿揉前臂后侧方

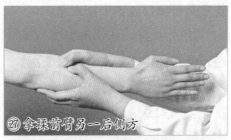

㉗拿揉前臂另一后侧方

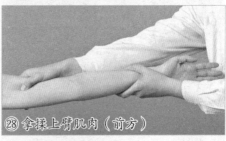

㉘拿揉上臂肌肉（前方）

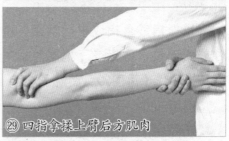

㉙四指拿揉上臂后方肌肉

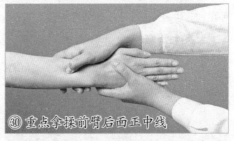

㉚重点拿揉前臂后面正中线

❀ 按摩工具种类多

▌圆珠笔

操作者可用圆珠笔略尖的一端以适度的力量点压穴位，日常工作中使用比较方便（见22页图①）。

梳子

用梳子进行按摩，快速敲打，可同时刺激多个穴位，疏通血液循环，缓解疲劳；也可按住不动，停留1~2分钟，持续刺激穴位；或用梳子手柄部尖端，以适度的力点压穴位，适用于关节附近的穴位，能够增强刺激强度，加快疗效（见22页图②）。

牙签

操作者可单用牙签圆钝端点按穴位，以增强其渗透力；也可将牙签绑成一束，对穴位按摩，增强其按摩效果；还可将牙签尖部和圆部分开应用，以刺激不同的部位（见22页图③）。

夹子

夹住穴位或疼痛部位，可达到捏法的效果。注意不要在一个部位夹的时间太长（见22页图④）。

槌子

对于肩背部、大腿等区域较大的部位，操作者可以用木槌击打，从而达到缓解疲劳、疏通筋骨的目的。力度由轻到重，不可用暴力（见22页图⑤）。

网球

用手掌夹住网球，使网球在掌心来回做运动，可以达到刺激穴位的目的；也可选用其他适合的球类代替（见22页图⑥）。

电吹风

电吹风吹出的热风可以代替热敷和艾灸的效果，风口一定要距离皮肤15厘米左右，以免烫伤，可沿经脉走行方向吹（见22页图⑦）。

热水袋

与电吹风相比，热水袋更为安全方便，但是移动性较弱。操作者需把热水袋用毛巾包好，放于疼痛部位可缓解疼痛（见22页图⑧）。

冰块

因扭挫伤或擦伤导致发热时，或者严重的肩部疼痛时，冷敷比热敷效果要好些，用冰袋、冷毛巾皆可（见22页图⑨）。

软毛刷

用软毛刷可以对掌心进行按摩，刺激大面积的反射区（见22页图⑩）。

套环

操作者将套环套在拇指或食指上，然后手指之间相互按压，促进血液循环。

米粒、王不留行籽

　　将米粒用胶布固定在疼痛部位做按摩。用王不留行籽代替米粒，效果会更好（见图⑪）。

木棍

　　选一根表面光滑的木棍，将木棍放在手中，双手来回滚动，刺激穴位，可达到按摩的效果。

浴刷

　　浴刷能增强血液循环，可代替摩法、擦法等，但操作者要保持力度适中，避免划破皮肤。

铅笔

　　操作者选一只较长的铅笔，用两只手掌夹紧铅笔来回搓动，对多个反射区同时按摩。可用圆珠笔、筷子代替铅笔（见图⑫）。

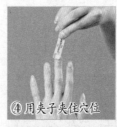

④用夹子夹住穴位

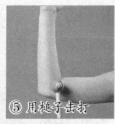

⑤用槌子击打

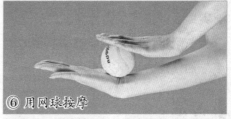

⑥用网球按摩

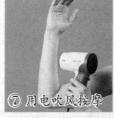

⑦用电吹风按摩

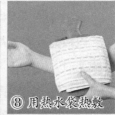

⑧用热水袋热敷

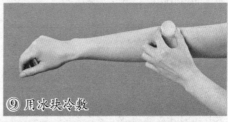

⑨用冰块冷敷

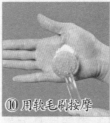

⑩用软毛刷按摩

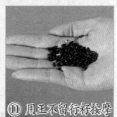

⑪用王不留行籽按摩

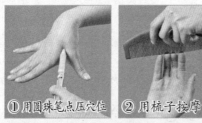

①用圆珠笔点压穴位

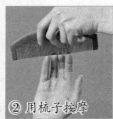

②用梳子按摩

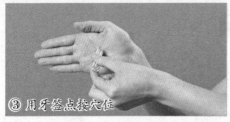

③用牙签点按穴位

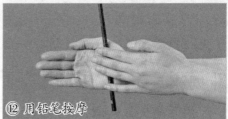

⑫用铅笔按摩

第二章

中医手诊自测法

中医手诊是运用祖国医学的基本理论，通过对手形、手色、手诊等九区形色的观察，以中医理论为指导，以全息医学为基础，结合中医辨证，动态且直观地引出人体疾病的发展趋向，从而达到治病和保健的目的。

观手诊病大揭秘

观手诊病的各种理论

网络学说

常言道"十指连心"，说明手足与内脏存在着实质性联系。经络学说认为，人体是一个整体信息网络，人体内脏与体表之间的联系是通过经络来进行的。经络系统又是由十二经脉、奇经八脉、十五络脉、十二经别、十二经筋、十二皮部，以及许多孙络、浮络等组成。仅十二经脉就通过手、足阴经及表里经的连接而相互传递，构成一个周而复始、循环无端的传注关系。如《灵枢·海论》中所说："夫十二经脉者，内属于府藏、外络于肢节。"《灵枢·动输》中说："夫四末阴阳之会者，此气之大络也。"《灵枢·卫气失常》又说："皮之部，输于四末。"《黄帝内经》中的这几句话均说明了手、足是阴阳经脉气血汇集的部位，对经气的接通具有重要的作用。因此，手能反映全身的生理、病理信息。

五脏配五色理论：以表知里，司外揣内

通过网络学说，我们知道手能反映全身的生理、病理信息。这个信息的传递是以五脏配五色的理论来实现的。中医的五色主病有两种含义：一是代表不同脏腑的病变。《灵枢·五色篇》提出，"以五色命藏，青为肝，赤为心，白为肺，黄为脾，黑为肾"；二是五色代表不同性质的病症，如"青黑为痛，黄赤为热，白为寒"。《丹溪心法》指出："欲知其内者，当以观乎外；诊于外者，斯以知其内；盖有诸内者，必形之于外。"这句话明确表达了观察手指掌上的气、色、形态的变

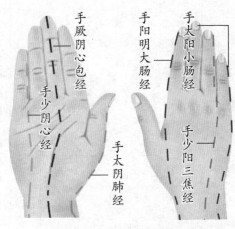

● 循行于手部的经络。

化，即可知道脏腑的健康情况。

生物全息理论

生物全息诊疗法是1973年由张颖清教授提出来的。他发现人的第二掌骨恰似整个人体的缩小，在第二掌骨侧，根据压痛的有无和位置，可判断机体有无病症及部位。在痛点上针刺或按摩便可治疗与机体相应部位的疾病。每一物质的局部都反映其整体的信息，因此，我们通过观察手部相应穴位上发生的某些特别的变化，如变色、变形、血管充盈、压痛等病理反映点或敏感点，可借此判断人体的健康状况。以上内容说明观手诊病，具有组织结构基础，手部指掌贮存着整个生物体的全部信息，是观察人体健康的窗口。

观手诊病的方法

古今中外能够观手诊病的研究者甚多，各有所长。中国流传的观手诊病的方法多以中医理论为诊断依据，属于中医望诊的范畴。观手诊病以无痛诊断为主，有痛诊断为辅。因为有病脏器（部位）在手的相应穴位（反射区）对痛觉敏感度明显高于其他部位，故可根据这一特点找出有问题的脏腑器官。操作者需掌握以下两个观手诊断（无痛诊断）的要素。

定位

了解全身各部位在手部的全息定位和经络定位是观手诊病的基础。

◎ 手部的全息定位方法是横分上下、竖分左右。操作者无论使用左手，还是右手，均要以大拇指的方向为身体的左侧，小指的方向为右侧，以中指为身体的正中分界线。手指尖方向表示身体的上部，手掌根部方向表示身体的下部。由于每个人的手掌的长短、胖瘦、形状各不相同，故以手掌中的四条主要掌纹线，即天纹、人纹、地纹、玉柱线为划分部位的标志。全息定位需按男左女右进行划分。

◎ 经络定位诊病法的基础理论是经络学说。五根手指有六条经脉循行，五根手指所代表的脏腑观点略有不同，一般认为以传统的经脉循行为依据，判断经脉与脏腑的病变较为准确。

气、色、形态

从观手诊病原理了解到全息、经络手诊法是通过观察手掌部的气、色、形态的变化来诊断疾病的方法。气、色、形态是三个不同的概念，对诊断疾病有各自的独特意义。

◎**望气**。主要是观察手诊部位皮肤的光泽情况。皮肤明亮润泽为有气，晦暗枯槁则为"无气"。

◎**望色**。这是五脏配五色理论的具体运用。我国正常人的手掌呈淡红色或粉红色，明润光泽。五色的意义各有不同。白色主虚、主寒、主失血症、炎症、贫血和疼痛；黄色主湿、主久病，也常提示肝胆病或慢性病；赤色主热证，要注意不同的红色，如浅红色、深红色、鲜红色、暗红色、紫红色等；青色主痛、主瘀血、主惊风，手掌上呈现晦暗的青紫色提示血脂高，青绿色表示血黏度大；黑色主肾虚、瘀血。

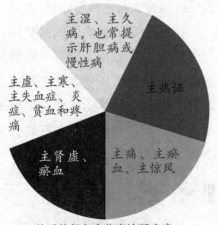

● 从手的颜色变化来论断疾病。

◎**望形态**。形态是手掌上某一具体区域显露出来的视觉形象，

是对望色的补充，有凸、凹、浮、沉、微、甚、疏、密8种。

另外，望指的曲直。手指出现粗细异常，向左、向右、向前、向后弯曲，或手指末端肥大如汤匙状，手指根缩小、根部间隙较大，均属变形范畴。根据变形的位置可参考变形手指循行的经脉与脏腑的关系，即可判断相应脏腑的健康状况。

因此，多了解、学习、掌握手诊中的健康疾病信息、变化规律的定性特征，便于我们据此判断，从而预知疾病。

观手诊病应注意的事项

◎望手诊病的手指掌应自然张开，不能用力挺直。

◎光线要明亮（自然光）。

◎注意年龄、温度、气候、情绪、职业、生理等内外因素的影响。

◎用全息定位法分析健康状况时须遵循男左女右的原则，但经络手诊法并不遵循这一原则。

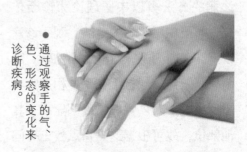

● 通过观察手的气、色、形态的变化来诊断疾病。

手指观病法

五根手指，各司其职，相互配合，才能完成各种复杂的工作；从中医角度讲，每根手指又各主不同的脏器，相互补充，才保障了全身气血的顺畅。手指是人体上肢的末端，气血循环至此而复回，故望手指可体察脏腑的盛衰。

健康人的五指一般都丰满、圆润、有力，长短搭配比例适当。五指当中任何一指指形比例不当，都可说明相关脏腑的情况。五指的健康标准应是大拇指圆长、强壮；食指、无名指长短等齐；中指应比食指、无名指长出半个指节；小指长度应达到无名指第1指节横纹线上。

观拇指

指甲

拇指指甲主要反映头颈部疾病，如脑、眼、耳、鼻、咽喉、口腔、颈部疾病。两手的拇指形状相同，但方向相反。由拇指所能反映出的常见病证有上呼吸道感染、头痛、鼻息肉、咽喉炎、口腔炎、牙周病、龋齿、颈淋巴结炎等。

形状

大拇指应圆长强壮，指节长度达食指第3指节中间为好。若拇指出现异常情况，说明人体健康出现了问题，详情可参见下表：

异常表现	健康提示
特别瘦弱	反映幼年时期身体不佳
过分粗壮	说明肝火过盛
扁小	提示脾胃不和
粗大	提示脾胃病伤及肝脏，肝阳上亢，肝脏疏泄功能失调
扁小不易弯曲	提示脾胃虚弱，易中风
指节短且过于坚硬、不易弯曲	说明患有高血压、心脏病
过于扁平薄弱	说明患有神经质

指腹

若指腹出现异常情况，说明人体健康出现了问题。详情参见下表：

异常表现	健康提示
指腹干瘪、凹陷	说明脾气不足，功能虚弱，易出现消化不良等症状
指腹凸出	说明脾脏功能亢进，致使脾生血不足，易流鼻血、便秘、月经不调等

指纹

若拇指指纹出现异常情况，则说明人体健康出现了问题，详情参见表格：

异常表现	健康提示
近节指骨段掌面纹理凌乱	皮肤粗糙，胃消化系统失调，易出现头痛失眠、多梦现象，常称之为食滞胃脘而引发的失眠
双手拇指指尖纹理都散乱	整个头都痛；若出现在左手，偏左侧头疼；若出现在右手，偏右侧头疼；左侧是胃体、胃底的病；右侧是幽门、十二指肠的病

 观食指

指甲

食指指甲主要属于手阳明大肠经。手阳明大肠经，上络于肺与拇指联系，起于颈部到胸部横膈膜，包括两上肢。食指指甲可反映上焦胸部及两上肢疾病，包括颈椎和一部分气管、肺部、食管和一部分胃，以及乳房、胸部和两上肢等，但不包括心脏。

由食指指甲所能反映出的常见病症有手掌炎、手关节炎、颈部淋巴结肿大、胸膜炎、胃出血、胃下垂等。

形状

食指以圆秀强壮外形直，三个指节由下往上逐节缩短为好。若食指形状出现异常，说明人体健康出现了问题，详情参见下表：

异常表现	健康提示
过分瘦弱	说明青年时期身体状况不佳，并提示目前肝胆功能较差，人易疲倦，精神常萎靡不振
第1指节过长	提示健康状况较差
第2指节过粗	提示钙质吸收不平衡，骨骼、牙齿大多较早损坏
第3指节过短	提示易患神经方面疾病
向两侧弯曲	提示肝气不足，肝疏泄功能失调
根部尺侧弯曲	提示患有胆汁反逆流性胃炎，不能生气，不能受凉
近节指骨段宽	提示胆囊肥厚，有胆囊炎症
指头偏曲、指节缝隙大	提示脾胃功能失常

指腹

若食指指腹出现异常情况，则说明人体健康出现了问题，详情参见下表：

异常表现	健康提示
指腹凹陷	提示肝脏气血不足
指腹凸起	提示肝阳上亢，易患高血压。此类人易怒、易激动、多疑

指纹

若食指指纹出现异常情况，则说明人体健康出现了问题，详情参见下表：

异常表现	健康提示
中节指骨段掌侧纹理散乱弯曲	提示肝、胆同时有病
指根掌侧纹理散乱	提示易头痛、失眠、多梦，调治可按揉肝胆反射区，可治胆热证

 ## 观中指

指甲

中指指甲主要属手厥阴心包经，且与无名指甲相联系属手少阳三焦经。手少阳三焦经起于胸部横膈膜，到中焦脐中，它主要反映中焦部分疾病。左中指包括心脏，其左右中指相同，包括胃、横膈部分、肺及部分肝脏、部分胃脏、肋骨、胸椎等部位。

由中指指甲所能反映出的常见病症有胃出血、十二指肠球部溃疡、胸膜炎、胃炎、胃窦炎、肾炎、肾下垂、胸椎病、横膜疾病、肺气肿、胃部肿瘤、胰腺炎、糖尿病、冠心病、心动过速、心肌梗死、腰部疾病、风湿性心脏病、心肌炎、期前收缩等。

形状

中指以圆长健壮，三个指节长短平均，指型直而无偏曲为好。

若中指形状出现异常情况，则说明人体健康出现了问题，详情参见下表：

异常表现	健康提示
向桡侧弯曲	该状提示心动过缓，由心阳虚所致，心脏病，房室传导阻滞、期前收缩、头顶痛
苍白、细小而瘦弱	说明壮年时期身体状况不佳，提示心血管功能不良
指头偏曲、指节漏缝	提示心动过缓，心阳虚所致，心脏病，房室传导阻滞、期前收缩、头顶痛
苍白、细小而瘦弱	说明小肠功能较弱
第2指节特别长	提示钙质的代谢功能不正常，易患骨与牙齿疾病
偏短	该状提示易患肺、肾疾病
偏长	提示易患心脑血管疾病
根部弯曲	提示小肠有炎症
食指弯向中指	该状提示肝藏血不足，引起心脏供血不良
指尖向尺侧弯曲	该状提示心动过速，心律不齐，偏头疼，心阴虚；左手出现左侧偏头痛，右手出现则为右侧偏头痛
中指与无名指相对弯曲	提示肺心病
中指两侧凸起	提示心脏肥大
靠近桡侧中节指骨段凸起	提示心室肥大

指腹

若中指指腹出现异常情况，则说明人体健康出现了问题，详情参见下表：

异常表现	健康提示
指腹凹	提示心气不足，心肌缺血，造成脑缺氧，供血不足，易昏倒
指腹凸	有木螺纹，提示心律不齐，心动过速

指纹

若拇指指纹出现异常情况，则说明人体健康出现了问题，详情参见下表：

异常表现	健康提示
中节掌侧纹理散乱	在下二分之一，是心火攻击心脏；在上二分之一，为小肠温热；上移心脏致心烦躁，口舌生疮
中指根部掌侧纹理散乱	提示吸收功能差

 ## 观无名指

指甲

主要属于手少阳三焦经，络于心包，右手无名指主要反映肝、胆、胰、肾、大小肠、膀胱、生殖器官及膝、腰部病变，由右手无名指所能反映的常见病有肝炎、肝硬化、胆囊炎、胰腺炎、结肠炎、肾炎、风湿性关节炎、腰椎肥大及子宫、肛门疾病。左手无名指指甲主要反映脾、胰、子宫、尿道、输卵管、外阴、肛门等部位病变，常见病有胰腺炎、肾炎、输卵管炎、直肠炎及子宫、尿道、前列腺、外阴、肛门疾病。

形状

无名指被日本人称为"药指"，因其与泌尿生殖系统及筋骨强弱的关系密切。正常的无名指应以指型圆秀健壮、直而不偏曲，长度达中指第1指节的一半略多为好。

若无名指形状出现异常情况，则说明人体健康出现了问题，详情参见下表：

异常表现	健康提示
苍白瘦弱	说明中年时期身体状况不佳，提示肾脏与生殖系统功能较差
第2指节过长	说明骨骼、牙齿均较脆弱
向桡侧弯曲	提示呼吸系统有问题
远节指骨段向桡侧弯曲	该状提示患有肺炎、支气管炎
无名指向中指尺侧弯曲	提示患有肺炎、肺心病
中节指骨段出现纹理散乱	提示易患便秘，治疗向心方向推
近节指骨段桡侧弯曲	提示患有结肠炎，并易患便秘和腹泻
指头偏曲、指节漏缝	提示易患泌尿系统疾病或神经衰弱

指腹

若无名指指腹出现异常情况，则说明人体健康出现了如下问题：

异常表现	健康提示
指腹凹陷	提示肺的水液代谢差，易盗汗、打鼾
指腹凸起	提示肺宣肃功能失调

指纹

若无名指指纹出现异常情况，则说明人体健康出现了如下问题：

异常表现	健康提示
指根纹乱	提示胰腺有问题，易出现腹胀、腹泻
指根掌侧纹理散乱	提示患升结肠、降结肠疾病，皮肤粗糙

 ## 观小指

指甲

手少阴心经体内属于心，联络小肠；手太阳小肠经，内属于小肠，络于心。小指指甲主要反映两下肢膝部以下的骨关节、肌肉和脚趾等部位的疾病。

形状

小指以细长明直、指节长短平均，长度与无名指第1指节横纹线等齐或略超为好。

若小指形状出现异常情况，则说明人体健康出现了问题，详情可参见下表：

异常表现	健康提示
小指远节指骨段尺侧弯曲	提示肾阳虚（手、脚凉）
小指近节指骨段弯向桡侧	提示生殖系统问题
小指苍白瘦弱	反映老年时期身体状况不佳，人体患有消化系统疾病，如消化不良、腹泻等
小指偏曲、指节漏缝太大	提示肺活量小

指腹

若小指指腹出现异常情况，则说明人体健康出现了问题，详情参见下表：

异常表现	健康提示
指腹凹陷	提示生殖系统疾病
小指与其他几指不能合拢	提示肾脏问题

指纹

若小指指腹出现异常情况，则说明人体健康出现了问题，详情参见下表：

异常表现	健康提示
指根部掌侧纹理散乱	提示泌尿系统疾病
小指指背部有乱纹	提示易患泌尿系统疾病

指端观病法

了解手指内部结构

指端观病诊断，首先要了解一下手指的内部结构。

◎掌侧的皮肤厚于背侧，汗腺丰富。

◎手指掌面的浅筋膜较厚，疏松结缔组织常聚积成球状，有许多纤维隔介于其间，将皮肤直接连于指屈肌腱鞘。手指被刺伤感染时，常导致腱鞘炎。

◎指髓间隙又称指髓，位于各指远节指骨远侧4/5段掌侧的骨膜与皮肤之间。间隙两侧、掌面和各指末端都是致密的皮肤，近侧有纤维隔连于指远纹和指深屈肌腱的末端，将骨髓封闭成密闭的间隙。指髓内有丰富的血管、神经末梢和脂肪，许多纤维隔连于远节指骨骨膜和指腹的皮肤之间。

◎指腹的脂肪可分成许多小叶。当指端感染或者肿胀时，局部压力就会升高，压迫神经末梢和血管，易引起剧烈疼痛，如远节指骨的滋养动脉受压，还会导致远节指骨远侧部坏死。此时，应及时行指端侧方切开引流术，只有切断纤维隔，才能引流通畅。

◎手指的血管和神经各手指均有两条指掌侧固有动脉和两条指背动脉，并且分别与同名神经伴行于指掌侧面与背侧面交界线上的前后方。手指的浅静脉主要位于指背。浅淋巴管与指腱鞘、指骨骨膜的淋巴管相互交错，一旦引发感染会相互蔓延。

观察指端形态

◎指端呈现鼓槌形，提示人体患有呼吸系统或循环系统疾病，应及早求医确诊。

◎指端呈现汤匙形，即指尖异变成汤匙状时，提示人体患有心脑血管病或糖尿病。

◎指端呈现圆锥形，即指端因异变呈尖形，指形似圆锥，提示人体易患消化系统疾病，应及早求医确诊。

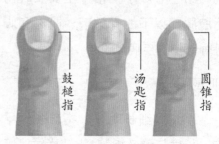

●常见的三种畸形手指。

手指疼痛对应病症及解决办法

▌拇指指端疼痛

拇指对应肺部经络、主心脏和肺，若疼痛则提示呼吸系统有问题。拇指上的少商穴，与肺息息相关。如肺有疾病压这个部位时，患者可能会疼得跳起来，由于老人的肢体末梢神经感觉较差，对这类疼痛不敏感，需同时观察患者身上是否伴有其他症状，如咳嗽、气喘、胸部胀满、心慌、心烦等。患者可经常按压双手拇指，刺激心肺经络，缓解症状。

▌食指指端疼痛

食指对应肺、大肠经络，能反映出肝脏、肺、胃和大肠的健康，若疼痛则提示消化系统有问题。食指上有商阳穴，便秘时压这个手指，会感觉很疼。食指疼痛可能提示患有肺、大肠疾病，同时伴有咽喉肿痛、发热、出汗、口干、腹泻或便秘等症状的人，应经常按压双手食指，刺激肺和大肠经络。

▌中指指端疼痛

中指有心包经通过，对应心、肝脏和血液循环系统，若感到疼痛则说明肝脏、心血管系统有问题。如同时伴有胸闷、心悸、心烦、烦躁易怒等症状，建议经常按压双手中指，有缓解之效。中指上有中冲穴，因疾病不适而使心脏承受不了时，这里会感到疼痛。

▌无名指指端疼痛

无名指为三焦经、心包经，对应的脏腑是肺，若疼痛则可能是咽喉痛或头痛。无名指上有关冲穴，患者在感冒发烧时揉此部位可缓解症状。无名指疼痛，并伴有咳嗽、气喘、心烦口渴、痰多等症状时，可能提示肺脏疾病，需经常按压双手无名指。

▌小指指端疼痛

小指对应心和小肠经络，主肾脏，若有疼痛感，说明心脏或小肠可能有问题。靠近无名指一侧的小指指尖有少冲穴，另一侧有少泽穴。少冲穴与心脏有密切关系，心脏病发作时，患者若用力按压小指指尖，可以缓解病情；少泽穴是关联小肠的经穴，消化不良时，患者可用力按压此部位。小指疼痛，提示肾脏和小肠的疾病，可能同时伴有尿频、尿急、腰酸、腹泻等症状，有相应症状的患者可经常按压双手小指。

指甲辨病法

指甲诊病是以观察十指的血气形志、色泽变化来诊断疾病或病变程度的方法。用观察指甲血气形色变化的方法来测知疾病同观察耳郭、指纹，以及舌诊、面诊一样，是属于中医学中望诊的范畴。指甲诊病的特点是通过对十指指甲的血气形志及其色泽变化，同内脏组织器官病变的联系进行探讨。如当人的某一脏腑、器官发生病变时，气血以不同的符号相应地反映在指甲的一定位置上，并且将病变的程度，即病情的轻重，以不同的色泽表现出来。当指甲某部位出现了特定的血气符号和色形，就可预测机体内某脏腑器官发生了病变。这是自我检查疾病的重要方法之一。

观其颜色

正常的指甲外观光滑润泽，柔韧呈弧形，压其末端，甲板呈白色，放开后立刻恢复红润色，表明气血充足，运行通畅，身体健康。健康人的指甲色泽粉红。若我们在阳光下观察自己的指甲，手指上下移动，如指甲表面有闪光的反射，显示整体健康处于极佳状态，体内各器官的功能都完好正常。

◎ **甲床呈苍白**。提示气血虚衰。部分白色指甲可见于结核、淋巴肉瘤、癌症。点状白甲（即甲板上出现一个或数个白点或白云状、絮状斑点）多见于消化系统疾病、营养不良等。

◎ **甲床呈红赤**。提示气血热症。若甲床红赤而润则病情较轻，红赤而无光泽则病情较重。

◎ **甲床上出现瘀斑**。指甲上出现瘀斑是脑部血液循环发生障碍的前兆，应警惕脑出血的发生。一般右手

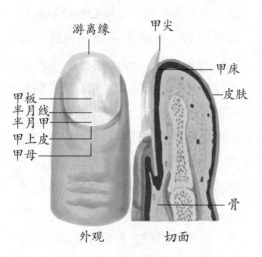

游离缘　　甲尖

甲床
皮肤

甲板
半月线
半月甲
甲上皮
甲母

骨

外观　　　切面

● 指甲的结构图。

34

出现瘀斑多时左大脑有问题，而左手出现瘀斑多是右大脑有问题。因此当指甲出现瘀斑时，千万不可以掉以轻心，应当想办法祛除其潜在的隐患。此时，患者若按压食指上的经络井穴——商阳穴，能够加速血液循环。按压时应右手控制左脑，左手控制右脑，两手交替进行，直到指甲内的瘀斑消失。

🌸 观甲形

正常人的指甲，甲身充满光泽

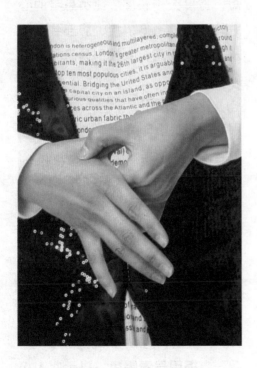

●经常对手部进行按摩，刺激相关腧穴，可促进手部血液循环，这对身体保健十分有益。

且颇为圆润，大小适中，和指头的长短宽窄相称，指甲长度应达到指节的一半，甲身长宽的比例应是长四宽三。竖起手指从侧面看指甲，其形状应该略为弯曲，弧度较为和缓（见图①）。如有异变则说明人体脏腑功能出现异常。

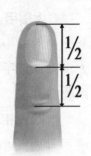

① 标准指甲

◎ **短指甲、小指甲**。短指甲是指呈正方形的指甲（见图②）；小指甲是指长度不及手指第1指节的一半。这两种指甲的甲面上如出现红色，就像交通信号中的红灯，提醒人这是脑卒中的先兆，不可忽视。

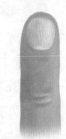

② 短指甲

◎**扁平指甲**。竖起手指从侧面看，呈明显的扁平状（见图③）。这种扁平指甲表示消化系统功能失调。

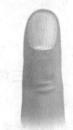

③ 扁平形指甲

◎**狭长指甲**。这是一种狭长的窄指甲（见图④）。拥有狭

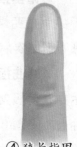

④ 狭长指甲

长指甲的人易患脊髓病，而存在这种情况的女性则易患神经系统疾病。

◎**大指甲**。长度超过手指第1指节一半的指甲叫作大指甲。凡长有大指甲、细手指型的人均易患呼吸系统疾病。

◎**橄榄形指甲**。甲身呈两头小、中间大的橄榄形，这种人的心血管系统不健康。甲身形状如筒般附着在甲床上，这种人易患肿瘤病（见图⑤）。

⑤ 橄榄形指甲

◎**贝壳状指甲**。甲身又圆又大，有如贝壳覆盖在手指上。这种指甲也叫结核甲。一般来说，结核甲的出现大多发生在结核病初期，如发现指甲颜色变为紫色或出现纵纹，揭示病情已趋恶化。

◎**外三角形指甲**。甲身呈尖部大、根部小的外三角形，此类患者易患脑脊髓炎及麻痹性疾病。

◎**俯垂指甲**。甲身中间隆起，甲尖甲根两端俯垂，此类患者患有呼吸系统疾病。

◎**翻曲指甲**。甲身在前极处向上翻曲（见图⑥），称上翻曲，此类患

⑥ 翻曲指甲

者患有脊髓疾病或酒精中毒、风湿病；甲身在前极处向下翻曲，称下翻曲，此类患者患有心血管病、气滞瘀血或缺钙。

◎**嵌入指甲**。甲床凹陷、甲身嵌入肉内，称嵌入指甲（见图⑦），此类患者肝脏功能衰退。

⑦ 嵌入指甲

◎**方形指甲**。指甲甲身短而方。此类患者易患心脏疾病。

◎**宽指甲**。指甲甲身宽阔而短，宽度大于长度。此类患者的心脏较弱，易患麻痹症、腹部到腰部及下半身疾病；女性则易患子宫、卵巢病变。

◎**扇形指甲**。甲身后极狭小，前极特宽，宛如扇形（见图⑧）。此类患者多心力衰竭。

⑧ 扇形指甲

观甲身

◎**指甲呈苍白色**。提示患者患营养不良、贫血等症。

◎**指甲呈黄色、青色**。提示此人身体衰弱，内脏病患较重。

◎**指甲呈青黑色**。提示此人接近死亡。

◎**指甲上出现淡黄色斑点**。提

示此人有消化系统病变，如转浅黑色，可能引发癌变。

◎**指甲出现纵纹**。说明此人的体力过度透支、精神持续疲乏，此人将发生神经衰弱。一般而言，纵纹是人体健康的显示器，如果睡眠不佳，元气大伤，手指甲就会悄悄出现纵纹（见图⑨）。患者如果能够起居正常，休息良好，精力恢复，纵纹就会逐渐消退。

⑨ 指甲出现纵纹

◎**指甲上出现黑、红斑点**。表示血液循环系统异常，是脑血管病变的预兆。此症状若出现在左手，要注意右脑病变；若出现在右手，要注意左脑病变。

◎**指甲上出现横纹**。说明消化系统出了故障。

◎**指甲上出现单凹沟**。甲身上出现单一凹沟，说明患者的机体内已出现各种病变。拇指指甲出现凹沟，多为神经系统出现障碍。食指指甲出现凹沟，多为皮肤病。中指指甲出现凹沟，多为肌肉无力症。无名指指甲出现凹沟，多为眼疾、呼吸系统疾病。小指指甲出现凹沟，多为咽喉炎、神经系统疾病或胆脏疾病。

◎**指甲上出现多痕凹沟**。一个指甲上出现像洗衣板样的多痕凹沟，提示患者患有肠寄生虫病或肠道功能异常衰弱。

🧠 知识链接

薰衣草精油蛋黄护手霜

材料：薰衣草精油6滴，鸡蛋1个，柠檬汁2小匙，橄榄油、葵花籽油各50毫升。

做法：1.打破鸡蛋，去壳，留取蛋黄。

2.将柠檬汁加入蛋黄中，一起搅拌至起泡。

3.将橄榄油、葵花籽油加入柠檬蛋黄汁中，充分搅拌均匀。

4.将薰衣草精油滴入混合物中，调匀待用。

用法：取适量护手霜均匀地涂擦在手部皮肤上。

功效：锁住手上的水分，令双手白皙。

手掌观病症

观手掌形态

望手掌的形态改变可诊断这个人病症，具体方法如下：

◎一个人理想的手掌应该是软硬适中，其薄厚恰到好处。

◎若一个人的手掌肌肉丰厚，且富有弹性，则表示此人精力充沛，充满活力。

◎若一个人的手掌肌肉柔软细薄，则表示此人精力不足，神疲体倦，虚弱多病。

◎若一个人的手掌瘦而坚硬，则表示此人消化功能较为薄弱，且易罹患抑郁症。

◎若一个人的手掌水肿，并伴有手指麻木，则表示此人的心脏罹患疾病。

◎若一个人手掌的小鱼际和小指边缘肌肉下陷，皮肤无光泽，则表示此人体液不足，易罹患慢性腹泻或慢性下痢等疾病。

◎若一个人的大小鱼际隆起部或掌心，甚至手指间，出现点状，直径为1~3毫米，常为黄色珍珠状或肉色，并伴透明的表皮角化

丘疹，高出于皮肤表面，其中大部分为环状鳞片样，小部分为中心凹陷者，称为"手掌角化症"，俗称"手茧"，多见于男性膀胱癌患者。经研究发现，手掌角化症的发生率随其年龄增大而增加。若突然发生大小鱼际处的手掌角化症者，应高度警惕罹患癌症之可能。

◎若一个人的手掌指间距狭窄，则表示此人易罹患十二指肠溃疡、结核病、抑郁症等病症；若一个人的手掌指间距较宽，则表示此人易罹患高脂血症、肥胖症，以及心、脑血管疾病等病症。

◎若见一个人手掌的某一区域范围，出现有较其周围皮肤凸起的点状改变，一般提示此人病程较为长久，而且还表明，其机体内部脏器呈增生、肿大或肥大性改变等。我们必须注意：病理性凸起与老茧，其不同之处为病理性凸起范围很小，往往只是一个"点"，而老茧的范围相对较大。

◎若一个人的手掌上凸起带尖的浅黄色斑点，其中间色重，呈点状改变或其周围边缘不清者，应考

虑此人可能罹患肿瘤；若为咖啡色或暗青色发亮者，患者更应引起高度注意，及时做进一步的检查，以排除罹患恶性肿瘤的可能。

◎若一个人的手掌的某一区域范围内，有较周围皮肤稍微凹陷的点状改变，一般表示此人的机体脏器萎缩或其功能减退，或因手术后的瘢痕所致。

◎若一个人的气色斑点显现的位置位于皮肤表浅处，提示病在其表，亦即表证。一般表示病在初始阶段，提示病情较轻，易治，且其预后较好。若见气色斑点显现的位置位于皮肤深处，提示病属其里，亦即里证。一般表示罹患慢性疾病，且其病情较重，较为难治。

◎若一个人的手掌气色浅淡，为正气虚弱之征兆；若一个人的手掌气色深浓，为邪气太盛之征兆。

◎若一个人手掌上的气色斑点由浮变沉，提示病情正在进一步加重；相反，若一个人手掌上的气色斑点由沉变浮，提示病情正在减轻，趋愈。

◎若一个人手掌上的气色斑点在具体区域范围内密集存在，提示病情较重或由轻逐渐转重；若一个人的手掌上的气色斑点在具体区域范围内松散存在，提示病情较轻或接近恢复正常。

观手掌颜色

正常人的手掌呈淡红色或粉红色，气色均匀，明润光泽。此类人大多性格较为爽朗，和颜悦色，遇事总是心平气和，和任何人都能相处和睦。若一个人的掌色过深或过浅，甚至出现其他颜色，则多为异常之征兆，但必须排除年龄、职业、理化和精神因素的刺激及掌部黑色素沉着等情况，此乃望诊术中必须注意之事。

正常掌色

◎在一般的情况下，女性的手掌颜色相对较为浅淡，男性的手掌颜色相对较为深浓。由于女性皮肤较为娇嫩，又时常施用化妆品之类，故作左右手对照检查时，必须仔细分辨才能找出不同之处。

◎由于工作性质的不同，不同群体的手掌的颜色也常有不同。如工人、农民和机械操作者，他们的手掌上大多见有手茧出现，其色泽也不尽相同，就不能认为此是疾病所致，有的人全手掌各处都有老茧出现，一般也不能认为是疾病所致。

◎一个人所处的地理环境不同，手掌的颜色也会有较大的差异。如在高原条件下工作、生活的人，其手掌的颜色通常较淡；而在我国南方工作、生活的人，其手掌的颜色则较红。

◎由于季节、气候的不同，一个人手掌的颜色也会出现相应的变化。春季时，掌色一般偏青；夏季时，一般偏红；秋季时，一般偏白；冬季时，一般偏暗黑。

◎长期吸烟的人，其手掌的颜色常呈黄色改变；手上佩戴金饰品过多的人，有时其掌色亦呈黄色改变。

◎有些人由于罹患皮肤病，其整只手掌颜色常呈潮红色改变，虽然是病理性改变，却将反映其内脏病变的色泽掩盖在内，难以显露。

▋异常掌色

手掌上的气色是五脏所生之外荣，我们可以说，手掌上所呈现的气色在一定意义上可以表达的疾病信息有利于辅助诊断疾病。

>>白色手掌

手掌色白，提示寒证、气虚或者气郁。

◎若整只手掌呈白色改变，则表示此类人罹患营养不良症、贫血症、瘀血症、心脏病、高血压、痛风等病症。

◎若掌面呈局限性白色斑点改变者，则表示此类人的体内有慢性炎症性疼痛。

◎若见红白相间者，则表示此类人的炎症症状严重。

>>黑色手掌

◎若掌色呈暗褐色改变，提示此类人罹患肾病。

◎若掌色呈全黑色改变，提示此类人的肝脏有问题。

◎若掌色呈黑褐色改变，提示此类人罹患肠胃病。

◎若手掌和手指全部被一层黑气覆盖，提示此类人的血脂过高，同时也说明他运动较少，新陈代谢减慢，体内代谢产物瘀滞而无法排出，易得疲劳症。

◎若手掌呈纯黑色改变，提示此类人患有恶性疾病，这种症状常见于恶性肿瘤放疗、化疗后。

◎若恶性肿瘤后期患者的手指呈现黧黑改变，提示其毒素已经弥漫至四肢末梢，为晚期之征兆。

>>青白色手掌

◎手掌呈青白色多为炎症所致，常伴有对应器官的疾病。

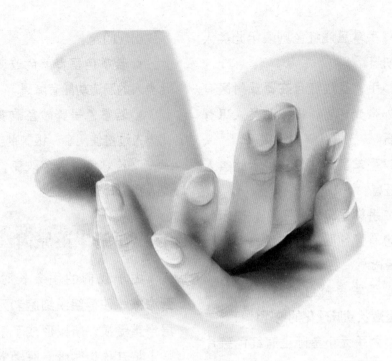

● 经常观察自己的手掌气色，可了解自己近期的健康状况。

◎手掌呈青色，提示此类人患有淤血性疾病，易受风寒、感到疼痛。

◎手掌呈青紫色或青暗色，表明此类人末梢循环、微循环不畅，容易出现心、脑血管栓塞。

◎鱼际处色态发青，表明此类人若伴有心肌供血不足的情况，则整个大鱼际色态发青，甚则紫暗。

>>黄色手掌

◎手掌呈黄色，表示此类人脾胃虚、阴阳失调。

◎手掌呈黄褐色，一般提示病程较长，此人所患的是慢性疾病，易

久治不愈，引发代谢障碍。

◎手掌呈金黄色者，提示此类人患有肝脏疾病。

◎手掌黄中带咖啡色，多为肿瘤信号，患者需注意反射部位的脏器病变。

◎手掌呈土黄色，多为癌症患者在经用"化疗药"后，到一定程度时，双侧掌指变得熏黑，这说明毒素已弥漫四肢，为晚期邪毒浸淫。

>>红色手掌

手掌呈红色，为阳证、热证、炎症、出血之兆。

◎手掌呈浅红色则表示此类人疾病初起、发热。

◎手掌呈浅红且在肾反射区有白色外带光环者，提示此类人患有肾结石。

◎手掌呈绛红色，提示此类人心火旺盛。

◎手掌呈暗（灰）红，提示此类人患有慢性器质性疾病，多属阴虚、肾虚。

◎手掌呈鲜红且红里透出白点，是冠状动脉硬化的前驱体征。

◎两手大小鱼际上有红色斑片或斑点，或零星斑驳（俗称肝掌），多见于肝硬化和肝癌。

◎若手掌呈紫黯色，说明此类人的病情已迁延或大部分肝细胞受损。

>>青色手掌

中医学认为，手掌色青，主寒、主痛或主气滞血瘀。

◎若掌色呈暗青色改变，同时伴有掌心凹陷，提示此类人肝气瘀滞。

◎若掌色呈青绿色改变，提示此类人血液循环不良，或者心脏传导系统出现问题。

◎若掌色呈青蓝色改变，提示此类人的肠道功能有障碍。

◎若掌色呈青砂色改变，提示此类人过量使用金、银制剂。

◎若掌色呈青色改变，提示此类人罹患肾病或贫血。

了解手茧原因

由于我们的手会长时间地受到摩擦，使得组织细胞老死，角质层严重受损，所以形成了手茧，医学上将其称为胼胝。医学上会用一些角质剥脱剂来帮助去掉胼胝，如5%~10%的水杨酸软膏、30%的水杨酸火棉胶。手掌出现掌茧，如果并非因工作、劳动经常摩擦所致，则是病茧。病茧的生长部位反映了该部位内脏功能出现了障碍，可参照手部穴位，经常按摩相关的长病茧手指的手三阳经和手三阴经上的不同井穴，即可调整。

手部其他诊病方法

观察手背区域有无异常

手背的皮肤很薄，有毛和皮脂腺，且富有弹性。手背处浅静脉丰富，形成手背静脉网。进行手部按摩对于促进手的血液循环很有意义。健康的手背皮肤应是润泽具有光泽，皮肤不能过于湿润，手掌多汗是肺气不足或神经衰弱的表现；皮肤粗糙而干燥多是甲状腺失衡的表现。另外，我们也应观察皮肤有无凹陷和隆起，然后再看区域有无异常出现。

胸腹区

与手掌中心相对应的区域叫胸腹区，若指压此区有痛感，此类人应警惕胃溃疡的发生。

腰脊腿区

位于掌骨起始端，横贯于中指和无名指掌骨之间。操作者在按摩此区时，患者会有痛感，应警惕腰腿及下肢神经性疼痛。

颈咽区

位于中指根部手背区叫颈咽区。此区可预防咽喉炎。

通过手部自我感觉判断

◎手指发凉提示该类人血液循环不畅。

◎手心发热，多为阴虚有热，多发生于老年人。

◎手部发胀，屈伸不利，早晨

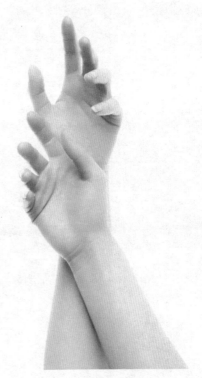

症状明显，为血液循环不好或见于风湿性关节炎。

◎大鱼际前拇指根部按压时疼痛，提示该类人有慢性气管炎或慢性咽喉炎。

◎手心汗多，表示该类人平时容易紧张，神经比较敏感。

◎手部麻木，感觉减退，多为颈椎病或末梢神经炎，也可见于心脏病变。

第三章

图解手部穴位及反射区

手部按摩是一种自然疗法，主要是通过对手部穴位进行按摩来达到治病、防病的目的。虽然，目前手部按摩无论是在理论上，还是在应用上都尚不完善，但在某些领域上，它已经充分彰显了自身独特的优势。

手部6条经络及其腧穴图解

手太阴肺经上的穴位

尺泽穴

 尺，小也。泽，池也。尺泽的名意为侠白穴浊降之雨在地部形成的小泽。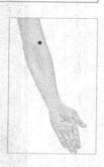为什么侠白穴降地之雨在地部只形成小泽而非大泽？这是因为人体的不同经脉分属不同的方位、不同的区域。肺应秋，属西方，为经过长夏之后的时序，土地干燥（脾部肌肉要比其他经脉所属区域的干燥），侠白穴天部的大部分降雨为脾土吸收，故而在地部只能形成小泽。

位置 在肘横纹中，肱二头肌腱桡侧凹陷处。

解剖 穴下为皮肤、皮下组织、肱桡肌、肱肌。皮肤分布有前臂外侧皮神经。皮下组织内除上述皮神经外，还有头静脉和前臂外侧皮神经经过。由表至里的顺序为皮肤、头静脉、皮神经、肘部深筋膜、肱桡肌。肱桡肌和其深面的肱肌之间有桡神经，该神经于此分为深、浅二支。桡神经深支支配肱桡肌，浅支由肌皮神经支配。

功能 清热和胃，通络止痛。

主治 肺结核、咯血、肺炎、支气管炎、支气管哮喘、哮喘潮热、咽喉肿痛、胸膜炎、肘关节病、脑血管病后遗症、前臂痉挛、肩胛神经痛、精神病、小儿抽搐、膀胱括约肌麻痹（小便失禁）、感冒、心悸。

穴位配伍 配太渊穴、经渠穴治咳嗽、气喘；配孔最穴治咯血、潮热；配曲池穴治肘臂挛痛。

按摩方法 拨、按、揉。

孔最穴

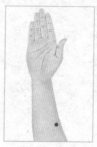 孔，孔隙也。最，多也。本穴为肺经之穴，肺之时序应秋，其性燥，肺经所过之处其土（肌肉）亦燥（肺经之地为西方之地），尺泽穴流来的地部经水大部分渗透漏入脾土之中，脾土在承运地部的经水时如

46

过筛一般，此穴故名"孔最穴"。

位置 在前臂掌面桡侧，尺泽与太渊连线上，腕横纹上7寸处。

解剖 穴下为皮肤、皮下组织、肱桡肌、桡侧腕屈肌、旋前圆肌、指浅屈肌、拇长屈肌。皮肤分布有前臂外侧皮神经，由表至里分别为头静脉内侧、臂筋膜、肱桡肌。在桡动脉、静脉及其伴行的桡神经浅支的内侧，经上列各肌，逐肌深达拇长屈肌。以上诸肌，除肱桡肌由桡神经深支支配外，像桡侧腕屈肌、指浅屈肌等均由正中神经支配。

功能 清热止血，润肺理气。

主治 咳嗽、气喘、肺结核咯血、咽喉肿痛、扁桃体炎、支气管炎、支气管哮喘、肘臂痛、手关节痛、痔疮。

穴位配伍 配肺俞穴、尺泽穴治咳嗽、气喘；配鱼际穴治咯血。

按摩方法 搓、按、揉。

列缺穴

解释 列，裂也，破也。缺，少也。列缺的意思是指肺经经水在此破缺溃散并溢流四方。孔最穴下行而来的地部经水，因其位处桡骨茎突上方，下行的经水被突出的桡骨所挡，经水在此向外溢流破散，此穴故名"列缺穴"。

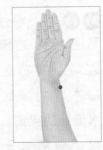

位置 在前臂桡侧缘，桡骨茎突上方，腕横纹上1.5寸处，当肱桡肌与拇长展肌腱之间。

解剖 列缺穴下为皮肤、皮下组织、拇长展肌腱、旋前方肌、桡骨。皮肤由前臂外侧皮神经和桡神经的浅支双重分布。桡动脉有两条伴行静脉，位于肱桡肌内侧。动脉后方下段有拇长屈肌和旋前方肌。桡动脉可由肘窝下2厘米与桡骨茎突前方作一连线，该线为桡动脉的体表投影，桡神经浅支与动脉伴行，该穴位于桡动脉和浅支的外侧。

功能 止咳平喘，通经活络，利水通淋。

主治 伤风、咳嗽、感冒、哮喘、咽喉肿痛、偏头痛、项强、面肌痉挛、面肌麻痹、三叉神经痛、颈椎病、脑血管病后遗症、腕关节周围软组织疾病、骨折、遗精、牙痛、口眼㖞斜、高血压。

穴位配伍 配合谷穴可治伤风头痛；配肺俞穴治咳嗽气喘。

按摩方法 拨、按、揉。

经渠穴

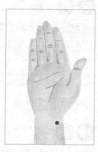

解释 经，经过，路径。渠，水流之道路。穴名之意指本穴为肺经经水流经的渠道。本穴因位置处于列缺穴之下部，列缺穴溢流溃缺之水在此处又回流肺经，本穴故名"经渠穴"。

位置 位于前臂掌面的桡侧，桡骨茎突与桡动脉之间的凹陷处，腕横纹上1寸。

解剖 穴下为皮肤、皮下组织、肱桡肌、旋前方肌。皮肤由前臂外侧皮神经分布，由表至里分别为桡神经浅支内侧、经皮下组织、前臂筋膜、前方肌，该肌由正中神经的骨间前神经支配。

功能 宣肺利咽，降逆平喘。

主治 气管炎、哮喘、肺炎、咽喉肿痛、扁桃体炎、发热、胸痛、膈肌痉挛、食管痉挛、手腕痛、桡神经痛或麻痹。

穴位配伍 配肺俞穴、尺泽穴可治咳嗽。

按摩方法 搓、按、揉。

太渊穴

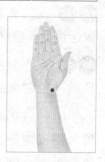

解释 太，大，极。渊，深涧，指穴的形态。该穴之名乃从取类比象的角度来描述穴位微观下的形态特征，指肺经水液在此散化为凉性水湿。因本穴位处手内横纹凹陷处，经水从地之天部流向地之地部，如经水从山之顶部流入渊之底部，本穴故名"太渊穴"。

位置 在腕掌侧横纹桡侧，桡动脉搏动处。

解剖 穴下为皮肤、皮下组织、桡骨骨膜。皮肤由前臂外侧皮神经分布，由表皮至里顺序为浅筋膜、桡神经浅支、头静脉与桡动脉掌浅支、前臂筋膜、桡动、静脉外侧、拇长展肌（腱）和桡侧腕屈肌（腱）桡骨骨膜。前肌（腱）由桡神经支配，后肌（腱）由正中神经支配。

功能 止咳化痰，通调血脉。

主治 咳嗽、气喘、咯血、胸痛、咽喉肿痛、扁桃体炎、肺炎、心动过速、无脉症、脉管炎、肋间神经痛、桡腕关节及周围软组织疾病、腕臂痛、膈肌痉挛。

穴位配伍 配尺泽穴、鱼际穴、肺俞穴治咳嗽、咯血、胸痛；配人迎穴治无脉症。

按摩方法 按、揉。

鱼际穴

解释 鱼，水中之物，阴中之阳。际，际会，会聚。此穴是指，水中之阳聚集也。本穴的气血为太渊穴传来

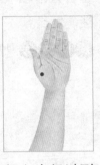

的地部经水，由于肺经之水经过列缺穴的分流、经过太渊穴的失散，因此传至本穴的地部经水已较稀少。而本穴所处又为西方之地，地性干燥，故其经水吸收脾土之热后大量蒸发上达于天。鱼际穴则是因穴内气血由阴向阳的这种主要变化而得名。

位置 在手拇指本节（第1掌指并节）后凹陷处，约第1掌骨中点桡侧，赤白肉际处。

解剖 穴下为皮肤、皮下组织、拇短展肌、拇对掌肌、拇短屈肌。手掌皮肤与手背皮肤的移行部分布着桡神经浅支和正中神经的第一掌侧总神经。上列诸肌除拇短屈肌深头

由尺神经支配外，其他各肌则由正中神经指掌侧总神经的返支支配。

功能 清热，利咽。

主治 咳嗽、咯血、咽喉肿痛、感冒、扁桃体炎、失声、发热、支气管炎、支气管哮喘、多汗症、鼻出血、乳腺炎、小儿疳积、手指肿痛等。

穴位配伍 配孔最穴、尺泽穴治咳嗽、咯血；配少商穴治咽喉肿痛。

按摩方法 搓、按、揉。

少商穴

解释 少，与大相对，小也，阴也，指穴内气血物质虚少且属阴。商，古指漏刻，计时之器，滴水漏下之

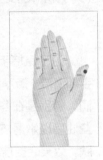

计时漏刻也。该穴名意指本穴的气血流注方式为漏滴而下。本穴物质为鱼际穴传来的地部经水，因经过上部诸穴的分流散失，故在少商的经水更为稀少，流注方式就如漏刻滴下。少商穴在拇指之端，其滴下的位置是从地之上部漏落到地之下部，即由体表经脉流向体内经脉，故得此名。

位置 在手拇指末节桡侧，距指甲角0.1寸（指寸）处。

解剖 穴下为皮肤、皮下组织、指甲根。皮薄，由正中神经指掌侧固有神经的指背支分布。动脉来自指掌侧固有动脉的指背支，并有同名静脉、神经伴行，与对侧同名动脉互相吻合，形成血管网。

功能 解表清热，通利咽喉，苏厥开窍。

主治 扁桃体炎、咽喉肿痛、咳嗽、腮腺炎、感冒发烧、支气管炎、鼻出血、发热、肺炎、咯血、休克、癫狂、精神分裂症、癔症、失眠、食管狭窄、黄疸、齿龈出血、舌下肿瘤、口颊炎、脑出血、盗汗、小儿惊风、手指挛痛。

穴位配伍 三棱针点刺出血，配合谷穴治咽喉肿痛；配中冲穴治昏迷、发热。

按摩方法 捻、按、揉。

知识链接

药物润手嫩肤方

为了保持手和手指的自然美感，我们需要保持手部清洁、滑净和富有光泽。每天至少要进行2次滋润，特别是在冬季，我们在洗手后一定要擦干，涂些油脂以嫩滑皮肤。若采用药物方法来保护手部皮肤，效果会更佳，现举例两方。

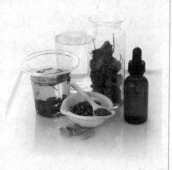

方一：千金手膏方（《千金翼方》） 我们要先准备20克桃仁，10克杏仁（去皮尖），20克橘核，20克赤芍，辛夷仁、川芎、当归各30克，60克红枣，牛脑、羊脑、狗脑各60克，然后将诸药加工制成膏，洗手后，均匀地涂在手上，忌火炙手。本品有使皮肤光润、护手防皱之效。

方二：太平手膏方（《太平圣惠方》） 我们需准备60克瓜蒌瓤、30克杏仁和适量蜂蜜，将其制作成膏，每晚睡前涂在手上。本品能防止手部皲裂，使皮肤白净柔嫩、富有弹性。

手厥阴心包经上的穴位

曲泽穴

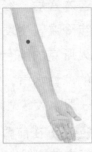

解释 曲，隐秘也。泽，沼泽也。该穴名的意思指心包经气血在此汇合。本穴为心包经之穴，所处为南方之地，虽然心包经上、下二部经脉的经气在此汇合并散热冷降，表现出水的润下特征，但天泉穴下传本穴的经水仍大量气化水湿。本穴如同热带沼泽一般生发气血，故名"曲泽穴"。

位置 在肘横纹中，当肱二头肌腱的尺侧缘。

解剖 穴下为皮肤、皮下组织、正中神经、肱肌。皮肤由臂内侧皮神经分布，皮纹较深。皮下组织内除上述皮神经外，还有贵要静脉由手背静脉网的尺侧部起始，在前臂尺侧后上方上升，在肘窝下方转前面，于此接受肘正中静脉，再向上经肱二头肌内缘，至臂中点穿深筋膜入肱静脉。按摩的渗透力须经由皮肤、浅筋膜，在贵要静脉和肘正中静脉之间穿肘前筋膜，于肱动脉内侧直刺正中神经干及其深面的肱肌。该肌由肌皮神经支配。

功能 清暑泄热，和胃降逆，清热解毒。

主治 善惊、心悸、心绞痛、风湿性心脏病、心肌炎、胃疼、呕吐、急性胃肠炎、热病、烦躁、支气管炎、咳嗽、中暑、转筋、肘臂痛、上肢颤动、小儿舞蹈病等。

穴位配伍 配神门穴、鱼际穴治呕血；配内关穴、大陵穴治心胸痛；配大陵穴、心俞穴、厥阴俞穴治心悸、心痛；配少商穴、尺泽穴、曲池穴治疗肘臂挛急、肩臂痛。

按摩方法 拨、按、揉。

郄门穴

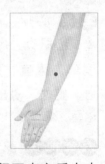

解释 郄，孔隙也。门，出入的门户也。该穴是指心包经的体表经水由此回流体内经脉。本穴物质为曲泽穴传来的温热经水，行至本穴后由本穴的地部孔隙回流心包经的体内经脉，故名"郄门穴"。

位置 在前臂掌侧，曲泽穴与大陵穴的连线上，腕横纹上5寸。

解剖 穴下为皮肤、皮下组织、桡侧腕屈肌、指浅屈肌、正中神经、指深屈肌、前臂骨间膜。皮肤由前臂内、外侧皮神经双重分布。在皮下组织内除上述皮神经外，前臂正中静脉上行，注入肘正中静脉。按摩的渗透力应由皮肤、浅筋膜穿前臂深筋膜后，依序入肌层，直抵其深面的骨间膜。所经诸肌，除指深屈肌尺侧半由尺神经支配外，其他均由正中神经支配。该神经的体表投影在：上肢外展90°，掌心向上时，从锁骨中点，经肱骨内上髁与肱二头肌腱连线中点，和腕远纹中点的连线，该线由大圆肌下缘至腕前远纹中点的一段为该神经的体表投影。

功能 宁心安神，清营止血。

主治 心烦、心绞痛、心悸、胸痛、心肌炎、风湿性心脏病、膈肌痉挛、癔症、癫狂、精神病、咯血、呕血、鼻出血、乳腺炎、胸膜炎等。

穴位配伍 配大陵穴止咯血；配曲泽穴、大陵穴治心痛；配梁丘穴、足三里穴、太冲穴治神经性呕吐；配内关穴治急性缺血性心肌损伤。

按摩方法 搓、按、揉。

间使穴

解释 间，间接也。使，指使、派遣也。该穴名意指心包经经水在此蒸发凉性水气。本穴物质为郄门穴传来的地部经水，行至本穴后，经水逐步降温，生发出心火所克的肺金特性

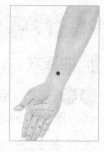

的凉性水气，如被他物间接地指使一般，故名"间使穴"。

位置 在前臂掌侧，当曲泽穴与大陵穴的连线上，腕横纹上3寸，掌长肌腱与桡侧腕屈肌腱之间。

解剖 穴下为皮肤、皮下组织、指浅屈肌、指深屈肌、旋前方肌、前臂骨间隙。皮肤由前臂内、外侧皮神经双重分布，前臂浅筋膜内除上述神经外，还有前臂正中静脉行经。按摩渗透力应由皮肤、浅筋膜穿前臂筋膜，在掌长肌和桡侧腕屈肌之间，入指浅屈肌，穿正中神经，或经该神经的两侧，深进指深屈肌，经前臂屈肌后间隙入旋前方肌。

功能 宽胸和胃，清心安神，截疟。

主治 风湿性心脏病、心绞痛、心肌炎、心内膜炎、心外膜炎、癫痫、癔症、精神分裂症、脑血管病后遗症、胃痛、呕吐、烦躁、胃炎、感冒、咽喉炎、热病、疟疾、荨麻疹、腋肿、肘挛、臂痛、子宫内膜炎等。

穴位配伍 配支沟穴治疟疾；配

尺泽穴治反胃、呕吐、呃逆；配水沟穴、太冲穴治癔症；配腰奇穴治癫痫。

按摩方法 搓、按、揉。

内关穴

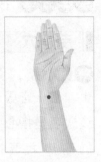

解释 内，内部也。关，关卡也。内关名意指心包经的体表经水由此注入体内。本穴物质为间使穴传来的地部经水，流至本穴后由本穴的地部孔隙从地之表部注入心包经的体内经脉，心包经体内经脉经水的气化之气无法从本穴的地部孔隙外出体表，如被关卡阻挡一般，故而得名"内关穴"。

位置 在前臂掌侧，当曲泽与大陵的连线上，腕横纹上2寸，掌长肌腱与桡侧腕屈肌腱之间。

解剖 穴下为皮肤、皮下组织、指浅屈肌、指深屈肌、旋前方肌、前臂骨间膜。皮肤由前臂内、外侧皮神经双重分布。按摩渗透力由皮肤、浅筋膜穿前臂深筋膜，在桡侧腕屈肌和掌长肌之间入指浅屈肌，在正中神经的尺神经进入指深屈肌，经前臂屈肌后间隙入旋前方肌，直抵前臂内间膜。以上诸肌除指深屈肌尺

侧半由尺神经支配外，其他肌肉均由正中神经的肌支支配。

功能 宁心安神，和胃和逆，理气镇痛。

主治 风湿性心脏病、心绞痛、心肌炎、心内膜炎、心外膜炎、心律不齐、血栓闭塞性脉管炎、无脉症、高血压、胃炎、胃痉挛、肠炎、痢疾、急性胆道病、郁证、癫痫、癔症、失眠、血管性头痛、多发性神经炎、脑血管病后遗症及手术疼痛、膈肌痉挛、休克、甲状腺功能亢进、哮喘、疟疾、热病、产后血晕、肘臂挛痛。

穴位配伍 配公孙穴治肚痛；配膈俞穴治胸满支肿；配中脘穴、足三里穴治胃脘痛、呕吐、呃逆；配外关穴、曲池穴治上肢不遂、手震颤；配患侧悬厘穴治偏头痛；配建里穴除胸闷；为针麻、镇痛常用穴之一。

按摩方法 搓、按、揉。

大陵穴

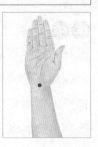

解释 大，与小相对，大也。陵，丘陵也、土堆也。该穴名意是指随心包经经水冲刷下行的

脾土物质在此堆积。本穴物质为内关穴下传的经水与脾土的混合物，至本穴后，脾土物质堆积如山，如丘陵一般，故名"大陵穴"。

位置 在腕掌横纹的中点处，位于掌长肌腱与桡侧腕屈肌腱之间。

解剖 穴下为皮肤、皮下组织、正中神经干、腕骨间关节囊。皮肤由前臂内、外侧皮神经双重分布。腕前区的皮肤及浅筋膜均较为薄弱，筋膜内有前臂正中静脉的属支，尺神经和正中神经的掌皮支经过。前臂深筋膜在腕骨的前方增厚，形成腕横韧带。该韧带与腕骨共同构成腕管，管的后壁为腕关节前面的筋膜。在腕管内，有正中神经、指浅屈肌腱、指深屈肌腱和拇长屈肌腱等，腱周围疏松的结缔组织形成腱系膜，以保证肌腱的血液供应和滑动功能。通过腕横韧带前成是掌长肌腱，其深面正对腕管内的正中神经。

功能 宁心安神，和营通络，宽胸和胃。

主治 心肌炎、心内外膜炎、心动过速、神经衰弱、失眠、癫痫、精神分裂症、肋间神经痛、胃痛、呕吐、胃炎、胃出血、腕关节及周围软组织疾病、胸胁痛、足跟痛、咽炎、腋淋巴结炎、疥癣。

穴位配伍 配劳宫穴治心绞痛、失眠；配外关穴、支沟穴治腹痛、便秘；配水沟穴、间使穴、心俞穴、丰隆穴治癫、狂、痫、惊、悸。

按摩方法 按、揉。

▌劳宫穴

解释 劳，劳作也。宫，宫殿也。该穴名是指心包经的高热之气在此带动脾土中的水湿气化为气。本穴物 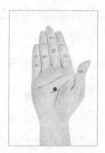 质为中冲穴传来的高温干燥之气，行至本穴后，此高温之气传热于脾土，使脾土中的水湿亦随之气化，穴内的地部脾土未受其气血之生反而付出其湿，如人之劳作付出一般，故名"劳宫穴"。

位置 在手掌心，当第2、3掌骨之间偏于第3掌骨，握拳屈指时中指尖处。

解剖 劳宫穴下为皮肤、皮下组织、第二蚓状肌、拇收肌（横头）、骨间肌。掌部皮肤厚而坚韧，无汗毛及皮脂腺，但汗腺丰富。穴位皮肤由正中神经的掌皮脂分布。皮纹处的皮肤直接与深筋膜相连而不易滑动。浅筋膜在掌心处非常致密，结缔组织纤维将皮肤和掌腱膜紧密相连，将浅筋膜分成许多小隔样结构，其间穿行有浅血管、淋巴管和皮神经。

功能 清心泄热，开窍醒神，消肿止痒。

主治 脑血管意外、昏迷、癫狂、痫证、癔症、精神病、小儿惊厥、吞咽困难、黄疸、口臭、食欲不振、口疮、口腔炎、齿龈炎、鹅掌风、手癣、手指麻木、中暑、高血压等。

穴位配伍 配后溪穴治三消、黄疸；配涌泉穴治五痫。

按摩方法 按、揉。

▌中冲穴

解释 该穴是指体内心包经的高热之气由此冲出体表。高热之气外出体表时是冲射之状，故名"中冲穴"。

位置 在手中指末节尖端中央。

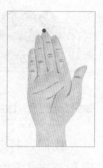

解剖 穴下为皮肤、皮下组织、指腱鞘及鞘内指深屈肌腱、远节指骨粗隆。该部位神经末梢非常丰富，触觉特别灵敏。

指掌侧的皮下脂肪积聚成球，有结缔组织纤维介于其间，皮肤连于指骨骨膜及腱鞘。指掌侧固有神经伴行的同名动脉，发出指掌支，在指端形成丰富的血管网，营养指骨、关节、腱膜和皮肤。

功能 苏厥开窍，清心泄热。

主治 休克、脑出血、中暑、癫痫、高血压、心绞痛、心肌炎、舌炎、结膜炎、中暑等。

穴位配伍 配内关穴、水沟穴治小儿惊风、中暑、中风昏迷等；配金津穴、玉液穴、廉泉穴治舌强不语、舌本肿痛；配商阳穴治耳聋无闻。

按摩方法 捻、按、揉。

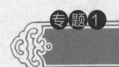
呵护好你的指甲

怎样去掉指甲两侧的角质

我们怎样才能把指甲周围的角质和死皮去除掉呢？这里推荐一种简单有效的护理方法：

我们先将双手泡在温水中，泡软指甲两侧的硬皮，再用指甲钳剪去硬死皮（如果使用甲皮软化膏就可以省略以下程序），然后涂上厚厚的油，用保鲜膜包住指甲，十几分钟后拿下保鲜膜，最后是按摩手指。

我们平时也可经常使用橄榄油或指甲按摩油按摩指甲两侧和指甲表面。

如果一个人经常涂甲油的话，甲油在指甲上的停留时间不要太长，不能超过3~5天。在卸掉甲油后，我们一定要用橄榄油或指甲按摩甲面和两侧甲皮。

要保持指甲的干净整洁，我们在做家务的时候可以戴上家用手套。

随时擦护手霜，可以使我们双手的皮肤保持滋润。

怎样补救指甲易断裂的情况

女孩子总是喜欢留着稍长的指甲，让手指看起来更为修长。不过，指甲不要留得太长，否则容易折断，

有了折痕我们就只好剪掉了。

指甲是由角质蛋白构成的。指甲太薄、容易断裂或停止生长，都表示人体内蛋白质或维生素A缺乏。

如果指甲出现异常的状况，那么补充下列食物，将会起到很好的改善效果。

营养元素	富含食物
蛋白质	蛋、瘦肉、奶制品
维生素A	乳脂、奶油、全脂牛奶、蛋及动物肝脏
维生素H	蛋黄、牛奶、菌类、大豆、小麦、糙米、核果、豆类、核果

选择正规厂家的指甲油

指甲油就像一层胶膜，会阻碍指甲呼吸，影响指甲的正常生长，亦会助长真菌繁殖，使得我们的皮肤发炎。而且，指甲油里含有大量化学物质，带有刺激性，若指甲附近的皮肤对化学物敏感的话，可能会出现脱皮现象。要改善情况，我们应停用指甲油直至康复。

指甲油含大量化学成分，很难说哪种有害哪种没有害，但建议选用正规厂家生产的指甲油。

手少阴心经上的穴位

少海穴

解释 少，阴也，水也。海，大也，百川所归之处也。该穴名意指心经的地部经水汇合于本穴。本穴物质为青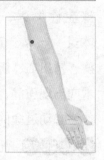灵穴水湿云气的冷降之雨和极泉穴的下行之血汇合而成，汇合的地部水液宽深如海，故名"少海穴"。

位置 屈肘，在横纹内侧端与肱骨内上髁连线的中点处。

解剖 穴下为皮肤、皮下组织、旋前圆肌、肱肌。皮肤有前臂内侧皮神经分布。在皮下组织内有贵要静脉，该静脉接受前臂正中静脉或肘正中静脉的注入。操作者按摩的渗透力应由皮肤、浅筋膜，在贵要静脉的前方，穿前臂深筋膜，深进旋前圆肌，继而又穿正中神经（或其内侧）及其深方的肱肌。

功能 理气通络，益心安神。

主治 神经衰弱、精神分裂症、头痛、眩晕、三叉神经痛、肋间神经痛、尺神经炎、肺结核、胸膜炎、落枕、前臂麻木及肘关节周围软组织疾病、胁痛、下肢痿痹、心绞痛、淋巴结炎、疔疮。

穴位配伍 配曲池穴治肘臂挛痛。

按摩方法 拨、揉。

灵道穴

解释 灵，与鬼怪相对，神灵也，指穴内气血物质为天部之气。道，道路。该穴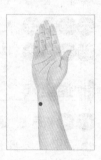名意指心经经水在此气化。本穴物质为少海穴传来的地部经水，在本穴处为气化散热，气化之气循心经的气血通道而上行，故名"灵道穴"。

位置 在前臂掌侧，当尺侧腕屈肌腱的桡侧缘，腕横纹上1.5寸。

解剖 穴下为皮肤、皮下组织、前臂筋膜、指深屈肌、旋前方肌。皮薄，有前臂内侧皮神经分布。按摩渗透力应由皮肤、皮下组织穿前臂的深筋膜，在尺侧腕屈肌和指浅屈肌之间，进入指深屈肌及其下方的旋前方肌。

尺动脉体表投影在腋窝顶，经肱骨内上髁及尺骨鹰嘴之间，至豌豆骨桡侧缘的连线。在手掌，神经位于动脉的内侧。指深屈肌的尺侧半与尺侧腕屈肌由尺神经支配，其他前臂肌均由正中神经支配。

57

功能 宁心，安神，通络。

主治 心内膜炎、心绞痛、癔症、失眠、精神分裂症、失语、肘关节神经麻痹或疼痛、急性舌骨肌麻痹或萎缩、暴喑、肘臂挛痛。

穴位配伍 配心俞穴治心痛。

按摩方法 搓、按、揉。

通里穴

解释 通，通道也。里，内部也。该穴名意指心经的地部经水由本穴的地部通道从地之天部流入地之地部。
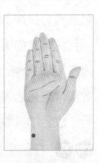

本穴物质为灵道穴传来的地部经水，因本穴有地部孔隙通于地之地部，经水即从本穴的地之天部流入地之地部，故名"通里穴"。

位置 在前臂掌侧，当尺侧腕屈肌腱的桡侧缘，腕横纹上1寸。

解剖 穴下为皮肤、皮下组织、桡侧腕屈肌、指深屈肌、旋前方肌。皮薄，由前臂内侧皮神经分布。按摩渗透力由皮肤、皮下组织穿前臂深筋膜，在尺动、静脉和尺神经的桡侧穿尺侧腕屈肌（腱），进入指深屈肌，再经前臂屈肌后间隙达旋前方肌。

功能 清热安神，通经活络。

主治 心悸、怔忡、心绞痛、心动过缓、头痛、眩晕、神经衰弱、癔症性失语、精神分裂症、扁桃体炎、咳嗽、哮喘、急性舌骨肌麻痹、胃出血、腕臂痛、子宫内膜炎。本穴出现压痛、结节等阳性反应，可作为心动过缓的定性诊断。

穴位配伍 配廉泉穴、哑门穴治不语。

按摩方法 搓、按、揉。

阴郄穴

解释 阴，水也。郄，空隙也。该穴是指心经经水由本穴回流心经的体内经脉。本穴物质为通里穴传来的地部
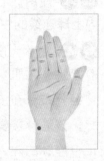

经水，因为本穴有地部孔隙与心经体内经脉相通，经水即由本穴的地部孔隙回流到心经的体内经脉，故名"阴郄穴"。

位置 在前臂掌侧，当尺侧腕屈肌腱的桡侧缘，腕横纹上0.5寸。

解剖 穴下为皮肤、皮下组织、尺侧腕屈肌桡侧缘。皮薄，由前臂内侧皮神经分布。在浅筋膜内除皮神经外，尚有起于手背静脉尺侧部的

贵要静脉。操作者按摩的渗透力由应皮肤、浅筋膜穿前臂深筋膜，在尺侧腕屈肌的桡侧，可达尺神经和尺动脉、尺静脉之间。

(功)(能) 清心安神。

(主)(治) 神经衰弱、癫痫、鼻出血、急性舌骨肌麻痹、胃出血、吐血、心绞痛、肺结核、子宫内膜炎。

(穴)(位)(配)(伍) 配心俞穴、巨阙穴治心痛；配大椎穴治阴虚盗汗。

(按)(摩)(方)(法) 搓、按、揉。

神门穴

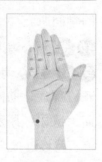

(解)(释) 神，与鬼相对，气也。门，出入的门户也。该穴名是指心经体内经脉的气血物质由此交于心经体表的经脉。本穴因为有地部孔隙与心经体内的经脉相通，气血物质为心经体内经脉的外传之气，其气性同心经气血之本性，为人之神气，故名"神门穴"。

(位)(置) 在腕部，腕掌侧横纹尺侧端，尺侧腕屈肌腱的桡侧凹陷处。

(解)(剖) 穴下为皮肤、皮下组织、尺侧腕屈肌腱桡侧缘。皮肤的皱纹致密，形成腕远侧横纹，该部皮肤

由前臂内侧皮神经和尺神经的掌皮脂分布。操作者按摩的渗透力应该由皮肤、皮下组织，于尺侧腕屈肌（腱）的桡侧穿前臂深筋膜，经尺神经、尺动、静脉的内侧达尺骨小头的前面骨膜。尺侧腕屈肌（腱）由尺神经来支配。

(功)(能) 益心安神，通经活络。

(主)(治) 心烦、惊悸、怔忡、心悸、心脏肥大、心绞痛、神经衰弱、癔症、癫痫、精神病、痴呆、舌骨肌麻痹、鼻内膜炎、产后失血、淋巴结炎、胸胁痛、扁桃体炎。

(穴)(位)(配)(伍) 配内关穴、心俞穴治心痛；配内关穴、三阴交穴治健忘、失眠。

(按)(摩)(方)(法) 搓、按、揉。

少冲穴

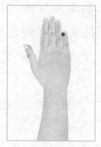

(解)(释) 少，阴也。冲，突也。少冲之名是指本穴的气血物质由体内冲出。本穴为心经体表经脉与体内经脉的交接之处，体内经脉的高温水气以冲射之状外出体表，故名"少冲穴"。

(位)(置) 在手小指末节桡侧，距指甲根0.1寸。

解剖 穴下为皮肤、皮下组织、指甲根。浅筋膜较致密，有少量的纤维束连于皮肤的真皮层和指骨的骨膜。除有尺神经的指背支经过外，还有指掌侧固有动脉的指背支和掌背动脉的指背动脉形成的血管网。

功能 清热息风，醒神开窍。

主治 休克、小儿惊厥、癫痫、癔症、肋间神经痛、脑出血、心肌炎、心绞痛、胸膜炎、高热、喉炎。

穴位配伍 配太冲穴、中冲穴、大椎穴治热病、昏迷。

按摩方法 按、揉。

少府穴

解释 少，阴也。府，府宅也。该穴名是指本心经气血在此聚集。本穴的物质为少冲穴传来的高温水湿之气，至本穴后为聚集之状，如云集府

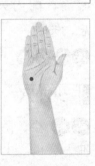

宅，故名"少府穴"。

位置 在手掌面，第4、第5掌骨之间，握拳时，在小指尖处。

解剖 穴下为皮肤、皮下组织、掌筋膜、第四蚓状肌、第四骨间肌。手掌皮肤尺侧畔由尺神经的掌皮脂分布。皮下组织由掌腱膜浅层发出的纤维束连向皮肤而分隔。操作者按摩的渗透力由皮肤、浅筋膜穿掌腱膜，在指浅、深屈肌尺侧两根肌腱之间，经尺神经的指掌侧固有神经和指掌侧总动脉的尺侧，深进第四蚓状肌，再入第4掌骨间隙内的骨间肌。

功能 清心泻火，理气活络。

主治 冠心病、心绞痛、心律不齐、癔症、肋间神经痛、臂丛神经痛、遗尿、尿潴留、阴道及阴部瘙痒、月经过多。

穴位配伍 配内关穴治心悸。

按摩方法 按、揉。

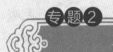
手部常见问题及应对措施

手部皮肤干燥、皲裂

与身体的其他部位相比，手掌部位的肌肤由于没有皮脂腺，不会分泌油脂，因而极易干燥。尤其秋冬季节的湿度低，手部易干燥、皲裂。其具体护理方法如下：

◎我们应避免手接触水，特别是热水，热水具有去除油脂的能力。我们确实需要进行沾水的工作时，事先应戴上两副手套，内层一副棉质，外层一副胶质，因汗液关系，棉质手套湿了，要立刻换一副，或每隔20分钟就更换一副。若我们只戴胶手套，易令手患上接触性皮炎。

◎我们如果一定要洗手，避免使用碱性太重的肥皂，而要用滋润的皂液或不用沾水的清洁剂，如一些洗面奶液，搓起泡沫后，用纸巾抹去即可。

◎我们不要用干手巾擦手，干手巾的热力只会令手部皮肤变得更干燥。

◎涂护肤品。比如润肤露，能保存皮肤内的水分；含芦荟成分的护肤品也很有功效。不论是涂润肤膏或是润肤露，首先应涂上薄薄的一层，

待数分钟后，皮肤吸收后，再涂上另外的薄薄一层。我们在家时还可以把植物油或矿物油加入水中，在晚上浸20分钟，滋润手部。

手部容易出汗

对于时常受手部出汗困扰的人，可以采取以下措施：

◎用酒精擦手。酒精能使毛孔收缩一点点，有助于减少出汗。

◎茶叶泡手。茶碱对汗液有很好的收敛作用。我们每天手握一个湿的茶叶袋10~15分钟，坚持一到两周。我们也可以用茶叶水泡手，茶叶根据水的量来加，可适当浓一点。这种方法简便快捷，我们可以早晚各泡洗1次，每次20分钟左右。

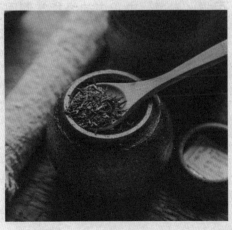

手阳明大肠经上的穴位

商阳穴

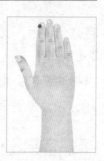

解释 商，漏刻也，古之计时之器，此指本穴的微观形态如漏刻的滴孔。阳，阳气也。该穴名是指大肠经经气由本穴外出体表。人体经脉由气血物质的运行构成内外无端的循环，它分为体表部分和体内部分，体表部分运行在三部九候的表层，也即是地之上部，体内部分运行在三部九候的里部，也就是地之内部。商阳穴是大肠经体内经脉气血向体表经脉运行的出口。

位置 在手食指末节桡侧，距指甲角0.1寸。

解剖 穴下为皮肤、皮下组织、指甲根。皮薄，由正中神经指掌侧固有神经的指背支分布。皮下组织内有少量的纤维束连于皮肤的真皮层和骨膜之间，除上述神经外，还有来自指掌侧固有动脉的指背支，并有同名静脉、神经伴行，与对侧同名动脉互相吻合，形成血管网。

功能 清热解表，苏厥开窍。

主治 颔肿、青盲、牙痛、咽炎、耳聋、齿痛、喉炎，腮腺炎、咽喉肿痛、脑出血、高热、手指麻木、热病、昏迷、扁桃体炎。

穴位配伍 配少商穴点刺出血，治热病、昏迷。

按摩方法 捻、按、揉。

二间穴

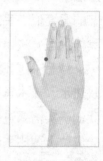

解释 二，概数，在此表示较小之意。间，间隔、空隙也，指本穴物质所处为空隙之处。该穴名是指本穴的气血物质位处不太高的天部层次。本穴物质为商阳穴传来的温热水气，在本穴所处为不太高的天部层次，"二间穴"之名即是对本穴气血物质所在的空间层次范围的说明。

位置 微握拳，在手食指本节（第2掌指关节）前，桡侧凹陷处。

解剖 穴下为皮肤、皮下组织、指背腱膜、食指近节指骨骨膜。皮肤由桡神经的指背神经与正中神经的指掌侧固有神经双重支配。浅筋膜内除上述神经经过外，还有同名的动、静脉经过。指背腱膜由指伸肌腱越过掌骨头后向两侧扩展而成，包绕掌骨头和近节指骨背面。

功能 解表，清热，利咽。

主治 目昏、鼻出血、口喎、咽喉肿痛、咽炎、喉炎、牙痛、睑腺炎、扁桃体炎、热病、肩周炎。

穴位配伍 配合谷穴治齿痛。

按摩方法 捻、按、揉。

三间穴

解释 三，概数，与二相比稍大。间，间隔，间隙。该穴之名意是指本穴的气血物质所处为比二间穴稍高的

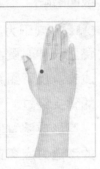

空间层次。本穴物质为二间穴传来的天部清气，其性温热，上行至三间后其所处的天部位置较二间穴为高，本穴故名"三间穴"。

位置 微握拳，在手食指本节（第2掌指关节）后，桡侧凹陷处。

解剖 穴下为皮肤、皮下组织、第1骨间侧肌、指浅、深层肌腱的背侧。皮肤由桡神经的指背神经与正中神经的指掌侧固有神经双重支配。按摩渗透力应经浅筋膜，手掌部深筋膜达第1骨间背侧肌，在第1蚓状肌与第2掌骨间通过，直至指浅、深屈肌腱到食指的肌腱背面与第2掌骨之间。

功能 泄热止痛，利咽。

主治 牙痛、咽喉肿痛、眼痛、急性结膜炎、青光眼、三叉神经痛、腹胀、扁桃体炎、肠泻、手指肿痛、肩周炎。

穴位配伍 目中漠漠，即寻攒竹、三间。

按摩方法 捻、按、揉。

合谷穴

解释 合，汇也，聚也。谷，两山之间的空隙也。合谷穴之名意指大肠经气血会聚于此并形成强盛的水湿风气场。本穴物

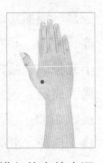

质为三间穴天部层次横向传来的水湿云气，行至本穴后，由于本穴位处手背第1、2掌骨之间，肌肉之间的间隙较大，因而三间穴传来的气血在本穴处汇聚，汇聚之气形成强大的水湿云气场，本穴故名"合谷穴"。

位置 在手背，第1、第2掌骨间，当第2掌骨桡侧的中点处。

解剖 穴下为皮肤、皮下组织、第1骨间背侧肌、拇收肌。皮肤由桡神经支的指背侧神经分布，皮下组织内有桡神经浅支及其分支和背静脉网桡侧部。操作者按摩的渗透力应经上述结

构以后，再入第1骨间背侧肌，在手背静脉网和掌深动脉内侧达拇收肌。以上二肌均由尺神经支配。

功能 镇静止痛，通经活经，清热解表。

主治 感冒、头痛、咽炎、扁桃体炎、痄腮、咽喉肿痛、鼻炎、牙痛、耳聋、耳鸣、青春痘、眼睛疲劳、口眼㖞斜、打嗝、头痛、目赤肿痛、鼻出血、牙关紧闭、三叉神经痛、面肌痉挛、面神经麻痹、癔症、癫痫、精神病、脑卒中偏瘫、小儿惊厥、腰扭伤、落枕、腕关节痛、痛经、闭经、滞产、催产、呃逆、赘疣、热病无汗或多汗、腹痛、便秘。此外，合谷穴为头颈部外科手术针刺麻醉的主要穴位。

穴位配伍 配太阳穴、丝竹空穴治头痛；配太冲穴、四白穴治目赤肿痛；配迎香穴治鼻疾；配少商穴治咽喉肿痛；配三阴交穴治经闭、滞产；配地仓穴、颊车穴治口眼㖞斜。

按摩方法 按、揉。

▌阳溪穴

解释 阳，热也、气也，指本穴的气血物质为阳热之气。溪，路径也。该穴之名意指大肠经经气在此吸热后蒸升上行天部。本穴物质为合谷穴传来的水湿风气，至此后吸热蒸升并上行于天部，本穴故名"阳溪穴"。

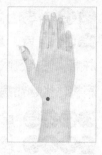

位置 在腕背横纹桡侧，手拇指跷起时，当拇短伸肌腱与拇长伸肌腱之间的凹陷中。

解剖 穴下为皮肤、皮下组织、桡侧腕长伸肌腱。皮肤分布有桡神经浅支。皮下组织较疏松，有桡动脉的背支经过。手背深筋膜在腕背侧增厚形成腕背侧韧带，操作者按摩的渗透力应穿该韧带在拇短、长伸肌腱之间达桡侧腕长伸肌腱背侧。以上该穴三肌（腱）均包有指腱鞘，并由桡神经深支支配。

功能 清热散风，通利关节。

主治 鼻炎、耳聋、头痛、目赤肿痛、耳鸣、结膜炎、角膜炎、牙痛、咽喉肿痛、面神经麻痹、癫痫、精神病、手腕痛、腕关节及周围软组织疾病、扁桃体炎等。

穴位配伍 配合谷穴治头痛。

按摩方法 搓、按、揉。

▌偏历穴

解释 偏，与正相对，偏离之意。历，经历。该穴名意指本穴的气血物

质偏离大肠正经而行。本穴物质为阳溪穴传来的炎上之气，行至本穴后因进一步受热膨胀并向外扩散，而由于

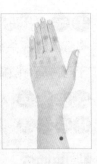

肺经所处的西方之地天部之气不足，本穴的膨胀扩散之气偏行肺经，本穴故名"偏历穴"。

位置 屈肘，在前臂背面桡侧，当阳溪穴与曲池穴连线上，腕横纹上3寸。

解剖 穴下为皮肤、皮下组织、前臂筋膜、拇短伸肌、桡侧腕长伸肌、拇长展肌。皮肤由前臂外侧皮神经分布。浅筋膜较薄，有头静脉的起始部经过。操作者按摩的渗透力应由皮肤、浅筋膜穿前臂筋膜以后，经拇短伸肌腱到桡侧腕长伸肌腱，深达拇长展肌腱。以上三肌（腱）均由桡神经深支支配。

功能 清热利尿，通经活络。

主治 鼻出血、结膜炎、耳聋、耳鸣、目赤、牙痛、喉痛、手臂酸痛、水肿、面神经麻痹、扁桃体炎、前臂神经疼。

穴位配伍 配曲池穴治手臂疼痛。

按摩方法 搓、按、揉。

温溜穴

解释 该穴之名意指偏历穴传来的天部之气在本穴悄悄地散失。本穴物质由偏历穴传来，为吸热后上升于天之

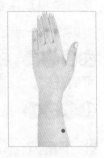

天部的阳热之气。气血行至本穴后，因其所处为天之天部，外部环境对其的升温作用少，气态物质仍保留原来的余热并缓缓地散热蒸发，散失的情形如悄悄地溜走一般，本穴故名"温溜穴"。

位置 屈肘，位于前臂背面桡侧，当阳溪穴与曲池穴的连线上，腕横纹上5寸。

解剖 穴下为皮肤、皮下组织、前臂筋膜、桡侧腕长、短伸肌。皮肤由前臂外侧皮神经分布。浅筋膜内除上述神经外还有头静脉经过。操作者按摩的渗透力在头静脉的后方经浅筋膜，穿前臂筋膜，进桡侧腕长伸肌腱，达桡侧腕短伸肌腱，直抵桡骨骨膜。以上二肌（腱）均由桡神经深支支配。

功能 清热理气。

主治 口腔炎、舌炎、腮腺炎、扁桃体炎、面神经麻痹、面肌痉挛、

前臂疼痛。温溜穴在消化道溃疡穿孔时常出现压痛，与其他穴位配合可做出进一步诊断。

穴位配伍 配厥阴俞穴、内庭穴可治牙痛。

按摩方法 搓、按、揉。

下廉穴

解释 廉，侧也，又隅也。二穴在前膊外侧，肉突凸起处。在侧下端者为下廉穴，在侧上端者为上廉穴，以其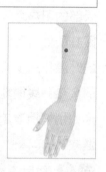所在部位而得名。两穴治之病症略同，凡诸偏风、腹痛、尿黄等症均与此穴有关。但凡有关大肠者，则更加有效。

位置 在前臂背面桡侧，当阳溪穴与曲池穴连线上，肘横纹下4寸。

解剖 穴下为皮肤、皮下组织、前臂筋膜、肱桡肌、桡侧腕短伸肌、旋后肌。皮肤由前臂外侧皮神经分布。操作者按摩的渗透力应该在皮神经前方经浅筋膜穿前臂筋膜，在桡侧腕长伸肌腱的背侧，经过桡侧腕短伸肌腱，进入旋后肌。以上诸肌均由桡神经深支支配。

功能 调理肠胃，通经活络。

主治 网球肘、肘关节炎、腹痛、肠鸣音亢进、头痛、面肿、咽喉肿痛、疔疮、肩背酸痛、急性脑血管病。

穴位配伍 配合谷穴治头痛。

按摩方法 搓、按、揉。

曲池穴

解释 曲，隐秘也，不太察觉之意。池，水的围合之处、汇合之所。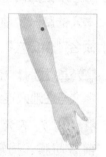曲池穴之名意指本穴的气血物质为地部之上的湿浊之气。本穴物质为手三里穴降地之雨气化而来，位处地之上部，性湿浊滞重，有如雾露，为隐秘之水，本穴故名"曲池穴"。

位置 在肘横纹外侧端，屈肘，当尺泽与肱骨外上髁连线中点。

解剖 穴下为皮肤、皮下组织、前臂筋膜、桡侧腕长伸肌、桡侧腕短伸肌、肱桡肌、肱肌。皮肤由臂后神经分布。浅筋膜内还有前臂外侧皮神经经过。操作者按摩的渗透力应由皮肤、浅筋膜经前臂筋膜，深进桡侧腕长伸肌和桡侧腕短伸肌，由肱桡肌的后面进入该肌肉，穿过桡神经干可抵肱肌。以上诸肌除肱肌由肌皮神经支配外，其他肌肉则由桡神经深支支配。

功能 清热和营，降逆活络。

主治 急性脑血管病后遗症、肩周炎、肘关节炎、流行性感冒、肺炎、咽喉肿痛、扁桃体炎、目赤肿痛、咽喉炎、牙痛、睑腺炎、甲状腺肿大、癫狂、瘰疬、荨麻疹、热病、上肢不遂、手臂肿痛、腹痛吐泻、乳腺炎、高血压、皮肤病、过敏性疾病。

穴位配伍 配血海穴、足三里穴治荨麻疹；配手三里穴治上肢不遂；配太冲穴、大椎穴治高血压。

按摩方法 搓、按、揉。

手三里穴

解释 手，即指穴所在部位为手部。三里，指穴内气血物质所覆盖的范围。该穴之名意指大肠经冷降的浊气

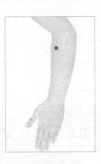

在此覆盖较大的范围。本穴物质由上廉穴传来，上廉穴的水湿云气化雨而降，在该穴处覆盖的范围如三里之广，故名"手三里穴"。三里穴、上三里穴之名意皆与此穴同。

位置 在前臂背面桡侧，当阳溪穴与曲池穴连线上，肘横纹下2寸。

解剖 穴下为皮肤、皮下组织、前臂筋膜、桡侧腕长伸肌、桡侧腕短伸肌、旋后肌。皮肤分布有前臂外侧皮神经。操作者按摩的渗透力由皮肤经浅筋膜，穿前臂筋膜，入桡侧腕长伸肌、桡侧腕短伸肌，在桡神经深支的外侧，针可深抵旋后肌。以上诸肌均由桡神经深支支配。

功能 通经活络，清热明目，调理肠胃。

主治 腰痛、肩臂痛、上肢麻痹、上肢不遂、半身不遂、溃疡病、肠炎、腹痛、腹泻、消化不良、牙痛颊肿、口腔炎、颈部淋巴结结核、面神经麻痹、感冒、乳腺炎。弹拨手三里穴对消除针刺不当引起的不适感有效。

穴位配伍 配曲池穴治上肢不遂。

按摩方法 搓、按、揉。

上廉穴

解释 廉，侧也，又隅也。二穴在前膊外侧，肉突凸起处。在侧稜下端者为下廉穴，在侧上端者为上廉穴，以

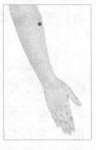

其所在部位而得名者。二穴治之病症略同，凡诸偏风、腹痛、尿黄等症均与此穴有关。但凡有关大肠者，则更

加有效。

位置 在前臂背面桡侧，当阳溪穴与曲池穴连线上，肘横纹下3寸。

解剖 穴下为皮肤、皮下组织、前臂筋膜、桡侧腕短伸肌、旋后肌。皮肤由前臂外侧皮神经分布。按摩渗透力应由皮肤，经浅筋膜穿前臂筋膜以后，入桡侧腕短伸肌，再进旋后肌，直抵桡骨后方的拇长

展肌。桡侧腕短伸肌和旋后肌诸肌（腱）均由桡神经深支支配。

功能 调理肠胃，通经活络。

主治 肩周炎、网球肘、半身不遂、脑血管病后遗症、肠鸣、腹痛、头痛、肩膀酸痛、手臂麻木。

穴位配伍 配合谷穴、上巨穴虚清肠胃。

按摩方法 搓、按、揉。

🌥 知识链接

米酒甘草润手液

材料：甘草50克，米酒、甘油、蒸馏水各100毫升。

做法：1.将甘草浸泡在米酒中48小时。

2.泡好后，用滤布将甘草滤掉，留取浸液。

3.将甘油、水加入浸液中，调匀即可。

用法：取适量润手液涂擦在干裂的手部皮肤上。

功效：适用于干燥、有裂纹的手部皮肤和足部皮肤。

原理：米酒含有多种维生素，对皮肤有良好的滋润效果，这款米酒甘草润手液可防治因天气干燥而引起的手部皮肤皲裂。

治疗肌肉疼痛指压法

治疗肌肉疼痛以指压肩井穴和手三里穴最有效。肩井穴位于乳头正上方与肩线交接处。我们在指压时，一面缓缓吐气，一面用拇指和食指捏两肩，两肩同时捏到稍感疼痛程度，每次持续6秒，如此重复10次。其次是指压手三里穴，要领相同，左右手交替指压10次，如此便能缓解手部肌肉疼痛。

如何进行手部的日常养护

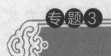

调查显示，在没有清洗时，人的一只手上能黏附40多万个细菌。人的手上除有大量的大肠杆菌外，还有绿脓杆菌、链球菌、结核杆菌等。除了这些细菌，还有各种病毒，如肝炎病毒、流感病毒、麻疹病毒等。其中，以皮肤褶皱和指尖上的病毒数量最多。这些细菌不仅有可能使自己染上疾病，还有可能通过握手、接触其他物品，如电话、门把手等方式，把这些细菌传播给别人。例如，大肠杆菌、痢疾杆菌等在人的肠道中生存，在人类"方便"时随粪便排出体外，人的手可能在无意中接触被污染，如果人在便后不及时洗手，极易感染，导致肠道传染病，如痢疾、肠胃炎等。特别是在公共场所的卫生间，人们在"方便"后用手接触冲水开关、门把手，滞留在这些地方的细菌传播疾病的可能性非常大。

怎样洗手最科学

研究证实，通过正确的洗手方式，可以洗去90%的细菌，但如果洗手方式不正确，将会使这种效果大打折扣。比如有的人习惯在盆子里洗手，或者一家人共用一盆水，集全家人手上的污物于一盆，当手从水中出来时总不免带点污水；或是用不干净的毛巾擦手等。如此洗手，有时还会起负面效果。

科学洗手的方法应该是：我们把水龙头打开后，用流动的水冲洗手部，应使手腕、手掌和手指充分浸湿；把肥皂或洗手液均匀地涂抹在手上，搓出沫儿，然后反复搓揉双手及腕部，搓揉时间不应少于30秒；最后，我们再用自来水把手上的肥皂沫儿冲洗干净。为了尽可能洗掉手上的脏东西，通常情况下我们应照此法重复2~3遍。如果我们用手触摸过传染物品，在洗手时更要严格消毒，至少应照此办法搓冲5~6遍，再用清水冲洗，双手下垂，手指尖向下，让水把香皂泡沫顺手指冲下，这样可以避免手和前臂受到脏水的污染。

在洗手时，我们要注意将容易沾染致病菌、污垢的地方如指甲、指尖、指甲缝、指关节等部位清除干净，也应该定期清洗家中的水龙头，为毛巾消毒。

清洁剂的选择有讲究

科学家们曾经做过一个试验，发现没有什么比传统的肥皂和清水更能有效地去除手上的细菌了。志愿者们把手洗干净后，研究人员在他们的手上涂上无害的黏质沙雷菌和噬菌体，然后志愿者分别使用14种不同的手部清洁剂洗手，研究人员会分析最后残留在他们手上的细菌和病毒量。研究人员最终发现，使用肥皂和清水洗手的这种老办法，其除菌效果甚至要好于一些现代的清洁方法。研究显示，含抗菌成分的手部清洁产品在消灭细菌这方面的效果要明显好于那些不需水洗的清洁剂；在病毒灭活这方面，用肥皂和清水洗手的效果最好；而使用消毒湿巾擦拭的方法，消灭病菌的效率最低。

戴什么样手套因人而异

戴手套应因人而异。多汗、爱出汗的人，冬季手掌容易湿冷，可以选用既保暖又有良好吸水性的棉织制品手套；手足容易皲裂的人，宜戴两层手套，里层薄一点，外层厚一点，这样即使天天将防皲裂的药膏涂在手上，也不至于使手套太脏，因为可以随时抽出里层手套洗涤。冬天骑自行车戴手套，不宜选用人造革、尼龙或者过厚的材料。

因为冬季人造革易发硬、尼龙太滑，摩擦力小，骑车容易滑手，材料过厚致使手指活动不便，这些都不利于骑车安全。

建议在洗盘子或洗衣服时戴手套

我们在洗盘子或洗衣服时宜戴塑料手套，做其他的杂活时宜戴胶皮手套。手套能使双手免受家用清洁剂的侵蚀，但有些人使用橡胶手套会引起皮肤敏感，特别是湿疹患者，应慎用。我们在洗碗或洗衣服时，不宜长时间戴手套，一般不可超过15分钟，因为热水使手部流汗，会弄湿手套内部。如果手套里渗进了肥皂或清洁剂，我们就应该马上脱下，然后用爽身粉撒在手套内，待手套干后，才可再次使用。

细节使手部健康升级

手上的老年斑主要是受阳光照射引起的，所以我们在出门前最好涂上防晒产品。

将双手浸入石蜡中会使我们的双手变得更光滑、更湿润。

我们在睡觉时，手的活动很少，起床后按摩一下可以给它增加活力。按摩从指尖开始，然后到手掌，我们轻轻捏一捏自己的双手就会有意想不到的效果。

手少阳三焦经上的穴位

关冲穴

解释 关，关卡也。冲，冲射之状也。该穴之名意指三焦经体内经脉的温热水气由此外冲体表经脉，阴性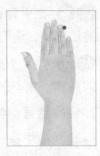水液被关卡于内。本穴物质为来自三焦经体内经脉外冲而出的温热水气，而液态物由于压力不足不能外出体表，如被关卡一般，本穴故名"关冲穴"。

位置 在手无名指末节尺侧，距指甲根角0.1寸处。

解剖 穴下为皮肤、浅筋膜、指甲根。皮肤薄，由尺神经指掌侧固有神经的指背支分布。浅筋膜薄而疏松，并有纤维束连于皮肤和骨膜。手指的静脉多位于背侧。浅淋巴管与指腱鞘、指骨骨膜的淋巴管相通。每根手指有4条动脉，即两条指掌侧固有动脉和两条指背动脉分别与同名神经伴行，均位于指掌、背面与侧面的交界线上。因指背血管及神经较细短，所以指的掌侧及末二节指背侧皮肤和深层结构，均分布有掌侧的血管和神经。

功能 泻热开窍，清利喉舌，活血通络。

主治 头痛、喉炎、目赤、耳聋、耳鸣、喉痹、舌强、结膜炎、角膜白斑等、脑血管病、热病、小儿消化不良、心烦等。关冲穴为急救穴之一。

穴位配伍 配内关穴、人中穴治中暑、昏厥。

按摩方法 捻、按、揉。

液门穴

解释 液，液体也，经水也。门，出入的门户。该穴之名意指三焦经经气在此散热冷降化为地部经水。本穴物质为关冲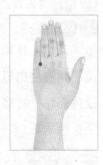穴传来的凉湿水气，凉湿水气至此之后快速散热冷却，冷却后的水湿归降地部，本穴故名"液门穴"。

位置 在手背部，第4、第5指间赤白肉际处。

解剖 穴下为皮肤、浅筋膜、手背深膜、骨间背侧肌。手背皮薄，有毛及皮脂腺，富有弹性。该穴皮肤由尺神经的指背神经分布。在浅筋膜内，手背浅静脉非常丰富，互相吻合成网状。手的血液回流是以手背静脉为主。手背的浅淋巴管与浅静脉伴行，手掌远侧的浅淋巴管网，经指蹼处也汇入手背的浅淋巴管。在手背，指伸肌腱之间有腱束相连，称联合腱。伸指时，使其动作协同而相互牵拉，尤以中、环、小指的联合腱更为明显。操作者按摩的渗透力由皮肤、浅筋膜，穿手背深筋，经伸肌腱第3与第4根腱之间的联合腱，达深层尺神经支配的骨间肌。

功能 清头目，利三焦，通络止痛。

主治 头痛、咽喉炎、耳疾、目赤、耳痛、耳鸣、耳聋、喉痹、齿龈炎、角膜白斑等、疟疾、前臂肌痉挛或疼痛、手背痛、颈椎病、肩周炎、精神疾病等。

穴位配伍 配鱼际穴治喉痛。

按摩方法 按、揉。

中渚穴

解释 中，与外相对，指本穴内部。渚，水中的小块陆地或水边之意。该穴的意思是指随三焦经气血扬散的脾土尘埃在此囤积。本穴物质为液门穴传来的水湿之气，至本穴后，随

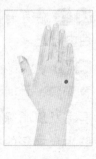

水湿风气扬散的脾土尘埃在此冷降归地并形成了经脉水道穴旁边的小块陆地，本穴故名"中渚穴"。

位置 在手背第4、第5掌指关节后方凹陷中，液门穴直上1寸处。

解剖 穴下为皮肤、浅筋膜、手背深筋膜、第4骨间背侧肌。皮肤由尺神经的指背神经分布。浅筋膜内的静脉网由手指、手掌浅层和深部的静脉组成。手背深筋膜可分为浅深两层。浅深两层筋膜在指蹼处相互结合，并在掌骨底以纤维膈相连。操作者按摩的渗透力应由皮肤、浅筋膜，穿过第3、第4伸肌腱之间，深达第4掌骨间隙的骨间肌。

功能 清热通络，开窍益聪。

主治 目眩、目痛、耳聋、神经性耳聋、聋哑症，头痛、头晕、喉炎、角膜白斑、喉痹、肩背部筋膜炎等劳损性疾病、手指不能屈伸、脊膂痛、肋间神经痛、肘关节炎、腕关节炎等。

穴位配伍 配角孙穴治耳鸣；配太白穴治大便难；配支沟穴、内庭穴治咽喉痛等病症。

按摩方法 按、揉。

阳池穴

解释 阳，天部阳气也。池，屯物

之器也。该穴名是指三焦经气血在此吸热后化为阳热之气。本穴物质为中渚穴传来的弱小水湿之气，至本穴

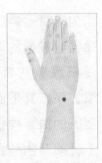

后，受外部传入之热，此水气吸热胀散而化为阳热之气，如阳气生发之池，本穴故名"阳池穴"。

位置 在腕背部横纹中，指伸肌腱的尺侧凹陷处。

解剖 穴下为皮肤、皮下组织、腕背侧韧带、三角骨。皮肤由前臂后皮神经和尺神经的手背支双重分布。浅筋膜致密，手背静脉网的尺侧部和小指的指背静脉渐汇成贵要静脉的起始部。深筋膜增厚并形成韧带。操作者按摩的渗透力应由皮肤、浅筋膜穿过深筋膜，在小指伸肌和指伸肌腱之间，直抵三角骨面。以上二肌（腱）均包有腱鞘，由桡神经支配。

功能 清热通络，通调三焦，益阴增液。

主治 消渴、口干、耳聋、目痛、喉痹、腕痛、肩臂痛、手腕部损伤、前臂及肘部疼痛、颈肩部疼痛、流行性感冒、风湿病、疟疾、糖尿病等。

穴位配伍 配合谷穴、尺泽穴、曲池穴、中渚穴治手臂痉挛。

按摩方法 按、揉。

▌三阳络穴

解释 三阳，指手三阳经的气血物质。络，联络之意。该穴名是指手三阳经的气血物质在此交会。本穴由于会宗穴传来的气血为由阳变阴的寒

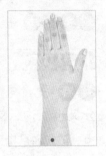

湿之气，穴内温压呈下降之状，手阳明、手少阳的天部阳气因而汇入穴内，本穴有联络手三阳经气血的作用，故名"三阳络穴"。

位置 在前臂背侧，手背腕横纹上4寸，尺骨与桡骨之间。

解剖 穴下为皮肤、皮下组织、指伸肌、拇长展肌、拇短伸肌。皮肤由桡神经发出的前臂后皮神经的属支分布。操作者按摩的渗透力应由皮肤、皮下组织穿前臂的深筋膜，入指伸肌腱，深进经拇长展肌和深面的拇短伸肌，直达前臂骨间膜，以上诸肌均由桡神经深支发出的肌支支配。

功能 舒筋通络，开窍镇痛。

主治 暴喑卒聋、龋齿痛、闪挫腰痛、手臂痛且不能上举、恶寒发热且

无汗、内伤、脑血管病后遗症、眼病、失语。三阳络穴为肺切除手术针麻常用穴之一。

穴位配伍 配曲池穴、合谷穴、肩井穴治脑卒中后遗症——上肢不遂。

按摩方法 搓、按、揉。

▌支沟穴

解释 支，树枝的分叉也。沟，沟渠也。该穴名是指三焦经气血在此吸热扩散。本穴物质为外关穴传来的阳热之气，

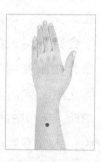

水湿较少，至本穴后又因进一步地吸热而胀散为高压之气，此气按其自身的阳热特性循三焦经的经脉渠道向上、向外而行，扩散之气亦如树之分叉，本穴故名"支沟穴"。支沟穴别名的"飞虎""飞处"之名意与"支沟"相同，"飞"是指穴内气血为天部飞行的阳气；"虎"为寅木之风，指穴内气血的运行为风行之状；"处"则是指穴内阳气到达它所应去的处所。

位置 手背腕横纹上3寸，尺骨与桡骨之间，阳池穴与肘尖穴的连线上。

解剖 穴下为皮肤、皮下组织、小指伸肌、拇长伸肌、前臂骨间膜。皮肤由前臂后皮神经分布。皮下组

织内有贵要静脉和头静脉的属支。操作者按摩的渗透力应该由皮肤、浅筋膜穿前臂深筋膜，入小指伸肌，深抵其下面的拇长伸肌。前臂后区的血管神经束由桡神经的深支（骨间背侧神经）和骨间背侧动脉及两条静脉组成。在前臂后区的下段，拇长伸肌的深面，有骨间掌侧动脉的穿支，穿过骨间膜的下缘，进入前臂前区。

功能 清利三焦，通腑降逆。

主治 暴喑、咽肿、耳聋、耳鸣、中耳炎、目赤、目痛、习惯性便秘、呕吐、泄泻、闭经、产后血晕、产后乳汁分泌不足、上肢麻痹瘫痪、肩背部软组织损伤、肩背酸痛、胁痛、肋痛、急性腰扭伤、肋间神经痛、胸膜炎、肺炎、心绞痛、心肌炎、急性舌肌麻痹、热病等病症。支沟穴为针麻常用穴之一。

穴位配伍 配天枢穴治大便秘结；配双侧支沟穴治急性腰扭伤、胁痛。

按摩方法 搓、按、揉。

▌会宗穴

解释 会，会合也。宗，祖宗也，为老、为尊、为长也，此指穴内物质为天之天部的阳气。该穴之名意指三焦经的阳气在天之天部汇合。

本穴物质为三焦经的天部阳气汇合而成，所处为天之天部，如宗气之所汇，本穴故名"会宗穴"。

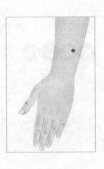

（位置） 在前臂背侧，当腕背横纹上3寸，支沟穴的尺侧，尺骨的桡侧缘取穴。

（解剖） 穴下为皮肤、皮下组织、尺侧腕伸肌、示指伸肌、前臂肌间膜。皮肤由桡神经发出的前臂后皮神经分布。皮下组织内有贵要静脉、头静脉等血管。其深层有前臂骨间后动、静脉的分支，以及前臂骨间后神经的分支。

（功能） 清利三焦，安神定志，疏通经络。

（主治） 耳聋、耳鸣、癫痫、气滞喘满、上肢肌肤痛。

（穴位配伍） 配听会穴、耳门穴治疗耳聋；配大包穴治上肢肌肉疼痛、软组织损伤。

（按摩方法） 搓、按、揉。

外关穴

（解释） 外，外部也。关，关卡也。该穴名是指三焦经气血在此胀散外行，外部气血被关卡不得入于三焦经。本

穴物质为阳池穴传来的阳热之气，行至本穴后因吸热而进一步胀散，胀散之气由穴内出于穴外，穴外的气血物质无法入于穴内，外来之物如被关卡一般，本穴故名"外关穴"。

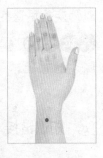

（位置） 在手背腕横纹上2寸，尺桡骨之间，阳池穴与肘尖穴的连线上。

（解剖） 穴下为皮肤、皮下组织、小指伸肌、指伸肌、示指伸肌。皮肤由桡神经发出的前臂后皮神经分布。此处皮肤及浅筋膜较掌侧厚而松弛，桡神经的浅支与头静脉起始部伴行，尺神经的手背支和贵要静脉起始部伴行。操作者按摩的渗透力应由皮肤、浅筋膜穿前臂深筋膜，经小指伸肌的桡侧入小指伸肌，深进在拇长伸肌的尺侧入示指伸肌，以上诸肌（腱）均由桡神经肌支支配。

（功能） 清热解表，通经活络。

（主治） 头痛、颊痛、目赤肿痛、耳鸣、耳聋、鼻出血、牙痛、胁痛、肩背痛、肘臂屈伸不利、手指疼痛、手颤、上肢关节炎、桡神经麻痹、急性腰扭伤、颞下颌关节功能紊乱、落枕、腹痛便秘、肠痈、霍乱、热病、感冒、高血压、偏头痛、失眠、脑

血管疾病后遗症、遗尿。

外感热病；配阳陵泉穴治胁痛。

 配足临泣穴治颈项强痛、肩背痛；配大椎穴、曲池穴治

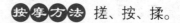 搓、按、揉。

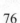 知识链接

柠檬精油芳香手浴

材料：2滴柠檬精油，一脸盆热水，1条干净毛巾。

做法：1.将热水倒入脸盆中，水量以没过手腕为准。

2.将柠檬精油滴入热水中。

用法：将双手放入热水中，充分浸泡约15分钟后，用毛巾将手擦干。

牛奶去角质营养手膜

材料：3大匙面粉，白砂糖50克，牛奶100毫升，1块保鲜膜。

做法：1.将白砂糖、牛奶一同倒入容器中，充分搅拌均匀。

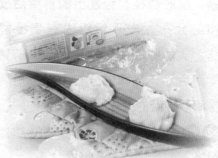

2.将面粉倒入砂糖牛奶中，充分搅拌均匀即可。

用法：洗净双手后，将本款手膜均匀地涂抹在双手上，再覆盖上保鲜膜，静置约25分钟后，取下保鲜膜，用清水洗净双手。

功效：牛奶与面粉能滋养、净白手部肌肤。白砂糖具有很好的磨砂功能，能有效去除手部皮肤上的角质，使肌肤变得光泽、柔嫩。

红糖柠檬润白护手液

材料：柠檬汁、红糖各1小匙，橄榄油1大匙

做法：将柠檬汁、红糖、橄榄油一同放入容器中，充分搅拌均匀。

用法：取适量调制好的护手液，轻轻擦在双手上，约5分钟后用温水冲洗干净即可。

少泽穴

解 释 少，阴也，浊也。泽，沼泽也。该穴名是指穴内的气血物质为天部的湿热水气。本穴因有地部孔隙连通小肠经体内 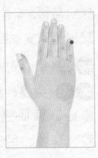 经脉，穴内物质为小肠经体内经脉外输的经水，经水出体表后气化为天部的水湿之气，如热带沼泽气化之气一般，本穴故名"少泽穴"。

位 置 在手小指末节尺侧，距指甲根角0.1寸（指寸）。

解 剖 穴下为皮肤、皮下组织、指甲根。皮肤由指掌侧固有神经的指背支分布。在皮下组织内，除皮神经外，还有直接从掌浅弓（动脉弓）发出的小指尺侧动脉、指掌侧固有动脉的指动脉、掌背动脉的指背支等，以及同行同名的神经，在纤维束连于皮肤与骨膜之间的"闭密间隙"内形成各自的吻合丛状结构。

功 能 清热利咽，通乳开窍。

主 治 头痛、精神分裂症、脑血管病、昏迷、扁桃体炎、咽炎、结膜炎、目翳、咽喉肿痛、白内障、乳腺炎、乳痛、乳汁少、乳汁分泌不足、热证、前臂神经痛。少泽穴为急救穴之一。

穴 位 配 伍 配膻中穴、乳根穴治乳汁少、乳痈。

按 摩 方 法 捻、按、揉。

前谷穴

解 释 前，与后 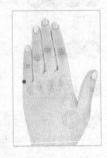 相对，指本穴气血作用于人体的前面也。谷，两山的中空部位也。该穴名意指小肠经经气在此散热冷降。本穴物质是少泽穴传来的天部湿热水气，至本穴后其变化为散热化雨冷降，所作用的人体部位为胸腹前部，本穴故名"前谷穴"。

位 置 在手尺侧，微握拳，当小指本节（第5掌指关节）前的掌指横纹头赤白肉际。

解 剖 穴下为皮肤、皮下组织、指背腱膜、指骨骨膜。皮肤由尺神经的指背神经和指掌固有神经分布。操作者按摩的渗透力由皮肤、皮下组织，在上述二神经之间，可达指背筋膜增厚的纤维韧带，其深方即小指近节指骨外侧部骨膜。动脉血液直接由掌浅弓内侧发出的小指尺掌侧动及其分支供应。

功能 清利头目，安神定志，通经活络。

主治 热病、癫痫、前臂神经痛、头痛、手指麻木、目痛、耳鸣、咽喉肿痛、扁桃体炎、腮腺炎、产后无乳、乳腺炎等。

穴位配伍 配耳门穴、翳风穴可治耳鸣。

按摩方法 捻、按、揉。

后溪穴

解释 后，与前相对，指穴内气血运行的人体部位为后背督脉之部。溪，穴内气血流行的道路。该穴之名意指穴内气血外行于腰背的督脉之部。本穴物质为前谷穴传来的天部湿热之气，至本穴后其外散的清阳之气上行督脉，运行的部位为督脉所属之部，本穴故名"后溪穴"。

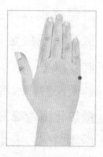

位置 在手掌尺侧，微握拳，当小指本节（第五掌指关节）后的远侧掌横纹头赤白肉际。

解剖 穴下为皮肤、皮下组织、咬肌。皮肤由尺神经手背支和手掌支双重分布。皮下组织内除皮神经外，还有手背静脉网的尺侧部。操

作者按摩的渗透力应经皮肤、皮下组织，进入小鱼际肌的小指展肌，在小指对掌肌的前方，再进小指短屈肌与第5掌骨之间。以上诸肌均由尺神经深支支配。

功能 清心安神，通经活络。

主治 头痛、癫痫、精神分裂症、癔症、面肌痉挛、头项强痛、耳鸣、耳聋、目赤、角膜炎、咽喉肿痛、睑腺炎、鼻出血、扁桃体炎、腰痛、手指及肘臂挛痛落枕、肩臂痛、疥疮、疟疾等。

穴位配伍 配列缺穴、悬钟穴治头颈强痛；配人中穴治急性腰扭伤。

按摩方法 搓、按、揉。

腕骨穴

解释 腕，穴所在部位为手腕部也。该穴名是指小肠经经气行在此冷降成为地部水液。本穴物质为后溪穴传来的天部水湿之气，行至本穴后散热冷降成为地部的水液，本穴故名"腕骨穴"。

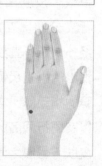

位置 在手掌尺侧，当第5掌骨基底与钩骨之间的凹陷处，赤白肉际。

解剖 穴下为皮肤、皮下组织、手筋膜、小指展肌。皮肤为手背和手掌

皮肤移行处，由尺神经的手背支和掌支双重分布。皮下组织内有尺动脉和静脉的分支或属支。操作者按摩的渗透力应由皮肤、皮下组织深筋膜的纤维层，入小鱼际肌的小指展肌，该肌由尺神经支配。

功能 祛湿退黄，增液止渴。

主治 头项强痛、目翳、口腔炎、角膜白斑、耳鸣、呕吐、胆囊炎、疟疾、黄疸、胸膜炎、头痛、糖尿病、热病、指挛腕痛、腕、肘及指关节炎等。

穴位配伍 配阳陵泉穴、肝俞穴、胆俞穴治黄疸。

按摩方法 捻、按、揉。

阳谷穴

解释 阳，阳气也。谷，两山所夹空虚之处也。此穴名是指胆腑的阳气由此外输膀胱经。该穴与胆俞穴相

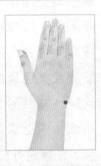

对，气血物质皆来自胆腑，胆腑气血处半表半里，而本穴又在背外之侧，穴内物质为胆腑外输的阳热风气，此阳热风气即是脏腑外输的阳气汇聚而成，有对体内外输的阳气抓总提纲的作用，本穴故名"阳谷穴"。

位置 在手腕尺侧，当尺骨茎突与三角骨之间的凹陷中。

解剖 穴下为皮肤、皮下组织、手掌筋膜、钩骨骨膜。皮肤分布有尺神经手背支和前臂内侧皮神经。在手掌筋膜深面，尺神经的深支和尺动脉的掌深支行于小鱼际肌浅面，支配并营养该肌群，动脉还组成掌深弓。按摩渗透力应经上述诸结构，经小指的展肌、短屈肌与对掌肌的起点附着的豆钩韧带，达钩骨前缘的骨膜。腕掌侧（动脉）网较细小，由尺、桡动脉的腕掌支，掌浅弓的返支和骨间掌侧动脉的分支组成。自该网发出小支至腕关节和腕骨。

功能 明目安神，通经活络。

主治 腕痛、精神病、癫痫、肋间神经痛、尺神经痛、神经性耳聋、头痛、目眩、耳聋、口腔炎、腮腺炎、热病。

穴位配伍 配小海穴治高尔夫球肘。

按摩方法 捻、按、揉。

养老穴

解释 养，生养、养护也。老，与少、小相对，为长为尊也。该穴之名意指本穴的气血物质为同合于头之天部的纯阳之气。本穴物质为阳谷穴传来的炎热之气，出本穴后胀散并化为

水湿成分更少的纯阳之气，与天部头之阳气性同，本穴故名"养老穴"。

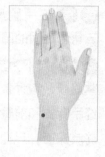

位置 在前臂背面尺侧，当尺骨小头近端桡侧凹陷中。

解剖 穴下为皮肤、皮下组织、前臂筋膜、前臂骨间膜。皮肤由前臂后皮神经分布。皮下组织内除此神经外，有贵要静脉和头静脉的起始行经。操作者按摩的渗透力应由皮肤、浅筋膜穿前臂深筋膜，在指伸肌腱和小指伸肌腱之间经过，穿经其深面的骨间背侧动、静脉及神经，而达桡、尺骨下端骨间膜。腕背侧（动脉）网位于腕骨及桡、尺骨下端的背面。由桡、尺动脉的腕背支、骨间掌侧和骨间背侧动脉的末端组成。

功能 清头明目，舒筋活络。

主治 脑血管病后遗症、肩臂部神经痛、急性腰扭伤、落枕、近视眼。

穴位配伍 配太冲穴、足三里穴治目视不明。

按摩方法 捻、按、揉。

小海穴

解释 小，与大相对，为孝为阴也。海，穴内气血场覆盖的范围广阔如海也。该穴之名意指小肠经气血在此汇合，气血场范围巨大。本穴物质为支正穴传来的天部之气，至本穴后为聚集之状，聚集的天部之气以云气的方式而存在，覆盖的范围巨大如海，亦含有一定水湿，本穴故名"小海穴"。

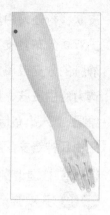

位置 小海穴在肘内侧，当尺骨鹰嘴与肱骨内上髁之间凹陷处。

解剖 穴下为皮肤、皮下组织、肘筋膜、肱骨的尺神经沟。皮肤分布有前臂内侧皮神经和臂内侧皮神经。皮下组织稍厚而疏松，内有少量脂肪，以保护深部经过的神经。按摩渗透力应由皮肤、浅筋膜穿肘筋膜及其包裹的尺神经和尺侧上副动脉、静脉形成的血管神经束，深达肱骨内上髁后面的尺神经沟底骨膜。注意避开血管及神经。

功能 安神定志，清热通络。

主治 头痛、癫痫、精神分裂症、肘肩疼痛等。

穴位配伍 配手三里穴可治肘臂疼痛。

按摩方法 按、揉。

支正穴

解释 该穴之名意指小肠经气血大部分循小肠经本经流行。本穴物质本由养老穴提供，但因养老穴的阳气大部分上走天部，小肠经本穴处的气血物质处于空虚之状，因此经穴外部的气血汇入本穴并循小肠经而行，气血运行的通道为小肠正经，本穴故名"支正穴"。

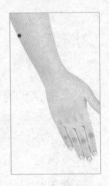

位置 位于前臂背面尺侧，当阳谷穴与小海穴的连线上，腕背横纹上5寸的地方。

解剖 穴下为皮肤、皮下组织、前臂筋膜、尺侧腕屈肌、指深屈肌。皮肤由前臂内侧皮神经分布。皮下组织内除上述皮神经外，还有贵要静脉，该静脉与肘正中静脉相连，最后归流肱静脉。操作者按摩的渗透力应由皮肤、浅筋膜在贵要静脉的后方穿前臂深筋膜，入尺侧腕屈肌，再深至指深屈肌。尺侧腕屈肌和指深屈肌的尺侧半由尺神经支配，该肌桡侧半由正中神经支配。

功能 安神定志，清热解表，通经活络。

主治 癫狂、项强、肘臂酸痛、神经衰弱、睑腺炎、十二指肠溃疡等病症。

穴位配伍 配合谷穴治头痛。

按摩方法 搓、按、揉。

🌥 **知识链接**

支正穴特殊功效——治疗脂肪瘤

脂肪瘤属于赘生物，是人体的痰结。当人体的消化功能不好时，支正穴可以从心脏吸取一些血液和能量，然后冲击小肠经。如果小肠的功能增强了，痰湿能够被及时地化解掉，人体就不会产生这些赘生物，所以支正穴可以化解体内痰湿的赘生物。

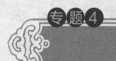

手部常用保健穴位图解

合谷穴

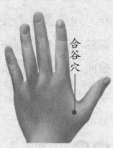

合谷穴位于手背，第1、第2掌骨之间，约当第2掌骨桡侧中点处。我们首先将拇指弯曲，以第2关节置于另一手虎口上；然后将心情先稳定下来，再加力量按压，一直压到"多一分力则痛，少一分力则舒适"的程度，持续此力数秒(从1数到3)，再逐渐放松，此法即属于最适宜的刺激。合谷穴属于手阳明大肠经，是人体上最重要的腧穴之一，我们不仅在头痛、牙痛、胃痛时按压此穴有效，就是患有下痢、便秘、食欲不振等胃肠疾病时，按压合谷也有明显效果。

鱼际穴

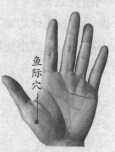

鱼际穴位于第1掌骨中点，我们按摩此穴可以理气、清肺、利咽喉，主治支气管哮喘、急性扁桃体炎、小儿疳积及咳嗽、咯血、头痛、胸痛等病症。

少府穴

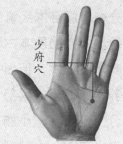

握拳，小指尖下即是少府穴。此穴可以治疗心痛、心烦、心悸、遗尿、小便不利等症。

劳宫穴

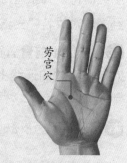

劳宫穴在手掌心，当第2、第3掌骨之间，在我们握拳屈指时，位于中指尖处。劳宫穴属心包经，按压该穴不仅可调节自主神经，使血压平稳下降，还能预防心绞痛发作。高血压患者应遵医嘱按时服用降压药物，但遇到情绪激动时，为预防血压骤然升高而发生意外，可掐压劳宫穴。操作者可将拇指充分弯曲，将拇指指端置于另一手的劳宫穴上，然后渐渐加压，同时数"1、2、3、4"，当数到"5、6、7"时，则保持力量；数到"8、9、10"时，再逐渐松开。这样连续做5~8遍可使血压下降。

十宣穴

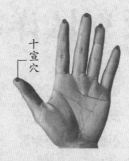

十宣穴在手十指尖端，距指甲角游离缘0.1寸，左右手共10处穴位。十宣穴有醒脑开窍，复苏启闭的作用，是针灸临床抢救各种急症的要穴。由于中暑、中风、虚脱等原因所致晕厥，出现突然晕倒、不省人事、面色苍白、大汗淋漓者，家人可用拇指深掐十宣穴。所谓深掐，就是用拇指指甲掐按，尽量往深部用力。操作者可先在自己身上试过后，再深掐患者的十宣穴，十根手指都需掐一遍，每根手指持续2~3分钟，患者便可苏醒。

阳池穴

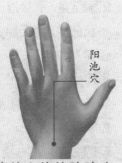

阳池穴在腕背横纹中心。顾名思义，阳池穴就是囤聚人体阳气之所。刺激阳池穴，就可以将热能传达全身，改善人体的脏腑功能。很多人有手足发冷的毛病，如果经常指压阳池穴，就可以去除冷感，同时还能治疗手腕疼痛。方法是用拇指指腹或食、中、无名指的指腹，小幅度环旋轻柔另一只手手背上的阳池穴，每次10分钟。

在按压时，还应注意几项原则：穴位是一个小区而不是一个点；穴位如出现压痛、酸、麻、胀等现象，具有病理诊断价值；在治疗穴区可用拇指或食指以轻、柔、缓、慢的指力进行按揉；按揉可走直线也可画圈；初次按揉后局部若出现酸、微痛、胀等感觉，这是指力大的缘故，以后应减轻力度；可以随时进行。

小骨空穴

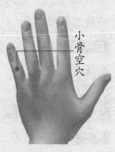

小骨空穴在小指背侧，近侧指间关节的中点处。取穴时，操作者可让患者握拳，手掌向心取穴。按摩方法为：取长和宽均为4厘米的胶布，中置一粒磁珠或王不留行籽备用。操作者在患侧小骨空穴（位于小指背侧第1指关节之中央）附近用火柴棒或特制的按压棒按压，找到压痛点后，将磁珠或王不留行籽贴在上面，然后用手按压，以患者耐受程度为按压强度，时间1~2分钟。操作者在按压时应嘱咐患者活动患膝。本法对眼病、咽喉炎、掌指关节痛、膝关节疼痛、畏寒效果最为明显。患者如不宜采用针刺法，操作者可采用艾灸。

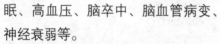

大脑（头部）

部位 位于双手掌侧，十指末节螺纹面均为大脑反射区。

功能主治 头痛、头晕、头昏、失眠、高血压、脑卒中、脑血管病变、神经衰弱等。

按摩手法 从指尖分别向指根方向推按10~20次。

额窦

部位 位于双手掌面，十指顶端约1厘米范围内。左额窦反射区在右手上，右额窦反射区在左手上。

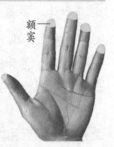

功能主治 头痛、头晕、失眠及眼、耳、鼻、鼻窦等部位的疾病。

按摩手法 用拇指指端在反射区上轻轻点按各5~10次。

小脑、脑干

部位 位于双手掌侧，拇指指腹侧面，即拇指末节指骨体近心端1/2尺侧

缘。左小脑、脑干反射区在右手上，小脑、脑干反射区在左手上。

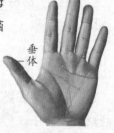

功能主治 神经性头痛、偏头痛、眩晕、失眠、记忆力减退、帕金森病等症。

按摩手法 由指尖分别向指根方向推按或掐按10~30次。

垂体

部位 位于双手拇指指腹中央，在大脑反射区深处。

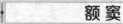

功能主治 甲状腺、甲状旁腺、肾上腺、性腺等功能失调，小儿生长发育不良，更年期综合征，骨质疏松，心脏病，高血压，低血压，贫血等。

按摩手法 用拇指指甲点按或掐按5~10次。

三叉神经

部位 位于双手掌面，拇指指腹尺侧缘远端，即拇指末节指腹远端1/2尺侧

缘。左三叉神经反射区在右手上，右三叉神经反射区在左手上。

功能主治 偏头痛、牙痛、眼眶痛、面神经麻痹、三叉神经痛等。

按摩手法 向虎口方向推按或掐按10~20次。

眼

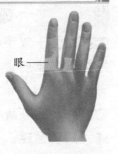

部位 位于双手手掌和手背第2、3指指根部。左眼反射区在右手上，右眼反射区在左手上。

功能主治 结膜炎、角膜炎、青光眼、白内障、近视等眼部疾病和眼底病变。

按摩手法 寻找敏感点掐按5~10次，或由桡侧向尺侧推按，掌面、背面各30~50次。

耳

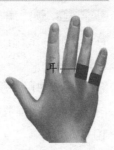

部位 双手手掌和手背第4、5指指根部。左耳反射区在右手上，右耳反射区在左手上。

功能主治 中耳炎、耳聋、眩晕、晕车、晕船等。

按摩手法 寻找敏感点掐点或点按，每侧5~10次。

内耳迷路

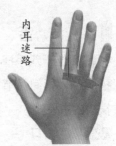

部位 位于双手背侧，在第3、4、5掌指关节之间，第3、4、5指根部接合部。

功能主治 头晕、晕车船、耳鸣、高血压、低血压、平衡障碍等。

按摩手法 以拇指、食指指端沿指缝向手指方向推按5~10次。

鼻

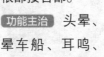

部位 位于双手掌侧拇指指末节指腹桡侧面的中部。左鼻反射区在右手上，右鼻反射区在左手上。

功能主治 鼻炎、鼻窦炎、鼻出血、鼻息肉、上呼吸道感染、头痛、头晕等症。

按摩手法 掐揉或点按10~20次。

喉、气管

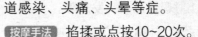

部位 位于双手拇指近节指骨背侧中央。

功能主治 气管炎、咽喉炎、咳嗽、气喘、声音嘶哑等。

按摩手法 向手腕的方向推按10~12次。

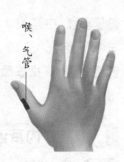

喉、气管

舌、口腔

部位 位于双手拇指背侧，指间关节横纹的中央处。

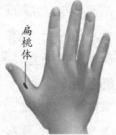

舌、口腔

功能主治 口舌生疮、味觉异常、口腔溃疡、口干唇裂、口唇疱疹等。

按摩手法 掐按或点按10~20次。

扁桃体

部位 位于双手拇指近节背侧正中线肌腱的两侧，也就是扁桃体反射区的两侧。

扁桃体

功能主治 扁桃体炎、上呼吸道感染、发热等。

按摩手法 向指尖方向推按，每侧10~20次。

上、下颌

部位 位于双手拇指背侧，拇指指间

关节横纹与上下最近皱纹之间的带状区域。横纹远侧为上颌，横纹近侧为下颌。

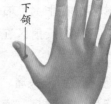

上、下颌

功能主治 臼齿龋齿、牙周炎、牙龈炎、牙痛、口腔溃疡、颞下颌关节炎、打鼾等。

按摩手法 由尺侧向桡侧推按或掐点10~20次。

颈项

部位 位于双手拇指近节掌侧颌背侧。

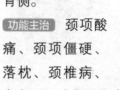

颈项

功能主治 颈项酸痛、颈项僵硬、落枕、颈椎病、高血压、消化道疾病等。

按摩手法 向指根方向全方位推按5~10次。

斜方肌

部位 位于手掌侧面，在眼、耳反射区下方，呈一横带状区。

功能主治 颈、肩、背部疼痛，落枕，颈椎病等。

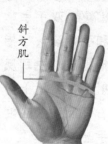

斜方肌

按摩手法 由尺侧向桡侧轻轻推按10~20次。

胸、乳房

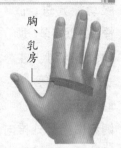

胸、乳房

部位 位于手背第2、第3、第4掌骨的远端。

功能主治 胸部疾患、各种肺病、食管病症、心脏病、乳房疾病、胸闷、乳汁不足、胸部软组织损伤、重症肌无力等。

按摩手法 由腕背方向桡侧推按或掐按10~20次。

心脏

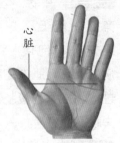

心脏

部位 位于左手尺侧，手掌及手背部第4、第5掌骨之间，在近掌骨头处。

功能主治 心脏疾病、高血压、失眠、盗汗、口舌生疮、肺部疾病等。

按摩手法 向手指方各向推按10~30次或拿捏30~50次。

肺、支气管

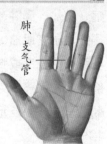

肺、支气管

部位 肺反射区位于双手掌侧，横跨第2、第3、第4、第5掌骨，靠近掌指关节区域。支气管反射

区位于中指第3节指骨。

功能主治 肺与支气管疾病（如肺炎、支气管炎、肺结核、哮喘、胸闷等）、鼻炎、皮肤病、心脏病、便秘、腹泻等。

按摩手法 从尺侧向掌侧推按10~20次，由中指根部向指尖方向推按10~20次，掐按中指根部敏感点10~30次。

横膈膜

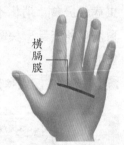

横膈膜

部位 位于双手的背侧，横跨第2、第3、第4、第5掌骨中点的带状区域。

功能主治 呃逆、腹痛、恶心、反胃、呕吐等。

按摩手法 由手背桡侧向尺侧轻轻推按10~30次。

肝

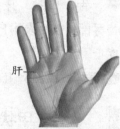

肝

部位 位于右手的掌侧及背侧，第4、第5掌骨体中点之间。

功能主治 肝脏疾病（如肝区不适、肝炎、肝硬化等），消化系统疾病（腹胀、腹痛、消化不良等），血液系统疾病，高脂血症，肾脏疾病，眼病，头晕目眩，扭伤，指甲疾病等。

> 按摩手法 拿捏10~20次。

胆囊

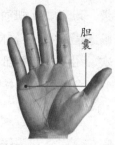

> 部位 位于右手的掌侧及背侧，第4、第5掌骨之间，紧靠肝反射区的腕侧的第4掌骨处。

> 功能主治 胆囊炎、胆石症、胆道蛔虫病、厌食、消化不良、高脂血症、胃肠功能紊乱、失眠、皮肤病、痤疮等症。

> 按摩手法 按压或拿捏10~20次。

头、颈淋巴结

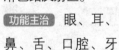

> 部位 位于各手指间根部凹陷处，手掌颌手背侧均有头、颈淋巴结反射区。

> 功能主治 眼、耳、鼻、舌、口腔、牙齿等部位疾病及淋巴结肿大、免疫功能低下。

> 按摩手法 点掐5~10次。

甲状腺

> 部位 位于双手掌侧第1掌骨近心端起至第1、第2掌骨之间，转向拇指间方向至虎口边缘连成带状区域。转弯处为反射区敏感点。

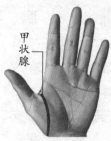

> 功能主治 甲状腺功能亢进、心悸、失眠多梦、烦躁、肥胖、小儿生长发育不良等。

> 按摩手法 从桡侧赤白肉际处推向虎口10~20次，按揉敏感点10~30次。

甲状旁腺

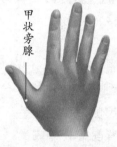

> 部位 位于双手桡侧第1掌指关节背部凹陷处。

> 功能主治 甲状旁腺功能低下或亢进、佝偻病、低钙性肌肉痉挛、心脏病、各种过敏性疾病、腹胀、白内障、心悸、失眠、癫痫等。

> 按摩手法 点按10~30次。

胸腺淋巴结

> 部位 位于第1掌指关节尺侧。

> 功能主治 各种炎症、发热、囊肿、癌症、子宫肌瘤、乳腺炎、乳房或胸部肿块、胸痛、免疫力低下等。

> 按摩手法 轻轻地点按胸腺淋巴结10~30次。

上身淋巴结

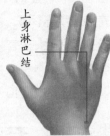

部位 位于双手背部尺侧，手背腕骨与尺骨之间的凹陷处。

功能主治 各种炎症、发热囊肿、癌症、子宫肌瘤、免疫力低下等。

按摩手法 掐按10~30次。

脾

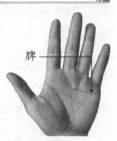

部位 位于左手掌侧第4、第5掌骨间（中段远端），膈反射区与横结肠反射区之间。

功能主治 发热、贫血、高血压、肌肉酸痛、唇炎、食欲缺乏、消化不良、皮肤病等病症。

按摩手法 点按10~20次。

下身淋巴结

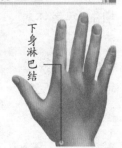

部位 位于手背部桡侧缘，手背腕骨与前臂桡骨之间的凹陷处。

功能主治 各种炎症、发热、水肿、囊肿、癌症、子宫肌瘤、蜂窝织炎、免疫力低下等。

按摩手法 掐按10~30次。

腹腔神经丛

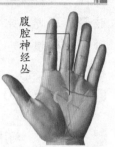

部位 位于双手掌侧第2、第3掌骨及第3、第4掌骨之间，肾反射区的两侧。

功能主治 胃肠功能紊乱、腹胀、腹泻、胸闷、呃逆、烦躁、失眠、头痛、更年期综合征、生殖系统疾病等。

按摩手法 围绕肾反射区两侧，由指端向手腕方向推按10~30次。

肾上腺

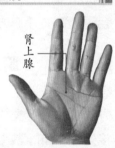

部位 位于双手掌侧第2、第3掌骨之间，距离第2、第3掌骨头1.5~2.0厘米处。

功能主治 肾上腺功能低下或亢进、各种感染、过敏性疾病、哮喘、风湿病、心律不齐、昏厥、糖尿病、生殖系统疾病等。

按摩手法 点按10~30次。

肾

部位 位于双手掌中央，相当于劳宫穴处。

功能主治 急慢性肾炎、肾结石、肾功能不全、尿路结石、高血压、慢性支气管炎、眩晕、耳鸣、水肿、前列腺炎、前列腺增生等。

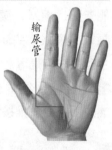

按摩手法 点按10~30次。

输尿管

部位 位于双手掌中部，肾反射区与膀胱反射区之间的带状区域。

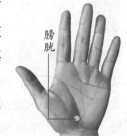

功能主治 输尿管结石、尿路感染、肾积水、高血压、动脉硬化等。

按摩手法 向手腕方向推按10~30次。

膀胱

部位 位于掌下方，大、小鱼际交接处的凹陷中，其下为头状骨骨面。

功能主治 泌尿系统疾病。

按摩手法 向手腕方向点按10~30次即可。

卵巢、睾丸

部位 位于双手掌腕横纹中点处，相当于手厥阴心包经的大陵穴。

功能主治 性功能低下、不孕症、不育症、月经不调、前列腺增生、子宫肌瘤等症。

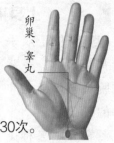

按摩手法 按揉10~30次。

前列腺、子宫、阴道、尿道

部位 位于双手掌侧横纹中点两侧的带状区域。

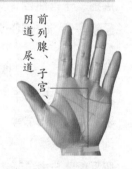

功能主治 前列腺炎、前列腺增生、尿路感染、尿道炎、阴道炎。

按摩手法 由中间向两侧分别轻推30~50次。

腹股沟

部位 位于双手掌侧腕横纹的桡侧端，桡骨头凹陷处，相当于太渊穴。

功能主治 性功能低下、前列腺增生、年老体弱等症。

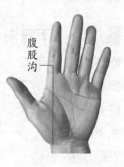

按摩手法 轻轻地按揉此反射区域10~30次。

食管、气管

部位 位于双手拇指近节指骨桡侧，

赤白肉际。

功能主治 食管肿瘤、食管炎症、气管疾病等。

按摩手法 向指根方向推按或掐按10~30次。

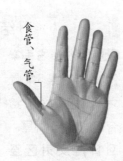

胃

部位 位于双手第一掌骨体远端。

功能主治 胃炎、胃溃疡、胃下垂等胃部疾病，消化不良，胰腺炎，糖尿病，胆囊疾病等。

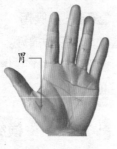

按摩手法 向手腕方向推按10~30次。

胰腺

部位 位于双手胃反射区与十二指肠反射区之间，第1掌骨体中部。

功能主治 胰腺炎、胰腺肿瘤、消化不良、糖尿病等。

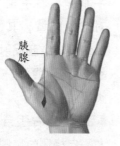

按摩手法 向手腕方向推按10~30次。

十二指肠

部位 位于双手掌侧，第1掌骨体近端，胰反射区下方。

功能主治 十二指肠炎、十二指肠溃疡、食欲缺乏、腹胀、消化不良等症。

按摩手法 向手腕方向推按10~30次。

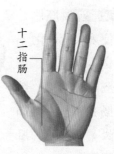

小肠

部位 位于双手掌心结肠各反射区及直肠反射区所包围的区域。

功能主治 小肠炎、腹泻、肠功能紊乱、消化不良、心律失常、失眠、贫血等疾病。

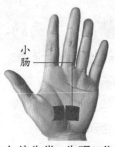

按摩手法 向手腕方向快速、均匀地推按10~30次。

大肠

部位 位于双手掌侧中下部分。自右手掌尺侧腕骨前缘起，顺右手掌第4、第5掌骨间隙向手指方向上行，至第5掌骨体中段，约与虎口水平位置时转向桡侧，平行通过第4、第3、第2掌骨体中段；按至左手第2、第3、第4掌骨体中段，转至手腕方向，沿第4、第5掌骨之间至腕掌关节止。包括盲肠、阑尾、回盲瓣、升结肠、横结肠、降结肠、乙状结肠、肛管、肛门各区。

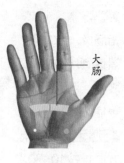

功能主治 腹胀、便秘、消化不良、阑尾炎、结肠炎、腹痛、结肠肿瘤、直肠炎、痔疮、肛裂等。

大肠

按摩手法 左右手推按、推揉或掐揉10~30次。

盲肠、阑尾

部位 位于右手掌侧，第4、第5掌骨底与腕骨结合部近尺侧。

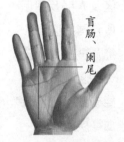

盲肠、阑尾

功能主治 适用于腹泻、腹胀、便秘、消化不良、阑尾炎及其术后腹痛等症。

按摩手法 掐揉10~30次。

回盲瓣

部位 位于右手掌侧，第4、第5掌骨底与腕骨结合部近桡侧，盲肠、阑尾反射区稍上方。

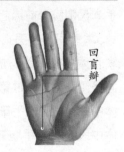

回盲瓣

功能主治 下腹胀气、腹痛等。

按摩手法 掐揉10~30次。

升结肠

部位 位于右手掌侧，第4、第5掌骨之间，腕掌关节结合部的盲肠、阑尾、回盲瓣反射区至第4、第5掌骨体中部，约平虎口水平之间的带状区域。

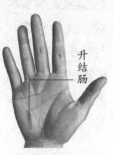

升结肠

功能主治 腹泻、腹痛、便秘、结肠炎、结肠肿瘤等。

按摩手法 向手指的方向反复推按10~30次。

横结肠

部位 位于右手掌侧，升结肠反射区至虎口之间的带状区域；左手掌侧与右手相对应的区域，其尺侧接降结肠反射区。

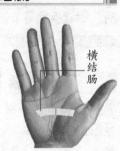

横结肠

功能主治 腹泻、腹痛、便秘、结肠炎等。

按摩手法 右手自尺侧向桡侧推按，左手自桡侧向尺侧推按10~30次。

降结肠

部位 位于左手掌侧，平虎口水平，第4、第5掌骨之间至腕骨之间的带状区域处。

功能主治 腹泻、腹痛、便秘、结肠炎等。

按摩手法 向手腕方向反复推按10~30次。

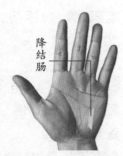

乙状结肠

部位 位于左手掌侧，第5掌骨底与钩骨交接底腕掌关节处至第1、第2掌结合部的带状区域。

功能主治 直肠炎、直肠癌、便秘、结肠炎等。

按摩手法 由左手掌尺侧向桡侧轻轻推按10~30次。

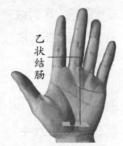

肛管、肛门

部位 位于左手的掌侧，第2腕掌关节处，乙状结肠反射区的末端。

功能主治 肛周炎、痔疮、肛裂、便血、便秘、脱肛等。

按摩手法 用指端或按摩棒轻轻点按手腕桡侧10~30次。

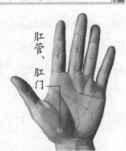

直肠肛门

部位 位于双上肢前臂桡侧远端约3横指的带状区域。

功能主治 痔疮、肛裂、便血、便秘、脱肛等。

按摩手法 向手腕方向推按10~30次。

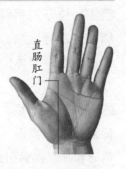

脊柱

部位 手背第1、第2、第3、第4、第5掌骨体均为脊柱反射区。

功能主治 颈椎病、落枕、背部不适、腰痛、腰肌劳损、腰椎间盘突出等。

按摩手法 向手腕推按10~30次。

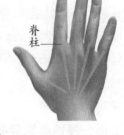

颈椎

部位 位于双手各指近节指骨背侧近桡侧，以及各掌骨背侧远端，约占整个掌骨体的1/5。

功能主治 颈椎病、落枕、颈椎酸痛或僵硬等。

按摩手法 用指腹向手背近桡侧轻轻推按10~30次。

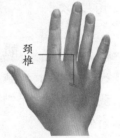

胸椎

部位 位于双手背侧，各掌骨远端，约占整个掌骨体的1/2。

功能主治 颈、肩、背部软组织损伤，循环和呼吸疾病引起的胸痛、胸闷、胸椎病变等。

按摩手法 用指腹向手腕方向推按各10~20次。

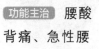

腰椎

部位 位于双手背侧，各掌骨近端，约占整个掌骨体的1/2。

功能主治 腰酸背痛、急性腰扭伤、慢性腰肌劳损、腰椎骨质增生、坐骨神经痛等各种腰椎病变。

按摩手法 用指腹向手腕方向推按各10~20次。

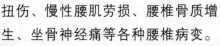

骶骨

部位 位于手背侧，各腕掌关节结合处。

功能主治 坐骨神经痛、腰骶部软组织劳损、便秘等。

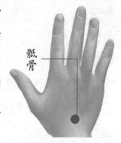

按摩手法 向手腕方向轻轻掐按各10~20次。

尾骨

部位 位于手背侧，腕背横纹区域。

功能主治 骶尾部损伤、疼痛等症。

按摩手法 找到敏感点后，用指端掐按10~30次。

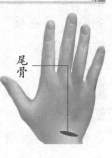

肋骨

部位 位于双手背侧。内侧肋骨反射区位于第2掌骨体中部偏远端的桡侧；外侧肋骨反射区位于第4、第5掌骨之间，近掌骨底的凹陷中。

功能主治 肋骨病变、肋软骨炎、胸膜炎、胸闷气短、胸痛、胸肋疼痛等症。

按摩手法 点按10~20次。

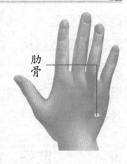

肩关节

部位 位于第5掌指关节尺侧凹陷处。手背部为肩前反射区，赤白肉际处为肩中部反射区，手掌部为肩后部反射区。

功能主治 肩周炎、肩部损伤、肩峰下滑囊炎等肩部疾病。

按摩手法 掐按10~30次。

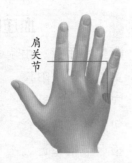

肘关节

部位 位于手背侧，第5掌骨体中部尺侧处。

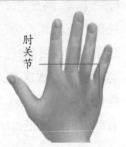

功能主治 网球肘、学生肘、矿工肘等肘部病痛，髌前滑囊炎、增生性关节炎等膝部疾病。

按摩手法 按揉或掐揉10~30次。

髋关节

部位 位于双手背侧，尺骨和桡骨茎突骨面的周围。

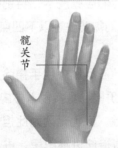

功能主治 髋关节疼痛、坐骨神经痛、肩关节疼痛、腰背痛等。

按摩手法 按揉10~30次。

膝关节

部位 位于第5掌骨近端尺侧缘与腕骨所形成的凹陷处。手背部为膝前部，赤白肉际处为膝两侧部，手掌部为膝后部。

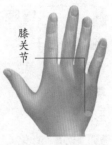

功能主治 膝关节病变和肘关节病变等症。

按摩手法 掐揉或点按10~30次。

颈肩区

部位 位于双手各指根部近节指骨的两侧及各掌指关节接合部。手背面为颈肩后区，手掌面为颈肩前区。

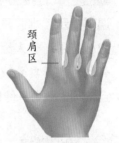

功能主治 颈椎病、肩周炎等各种颈肩部病痛。

按摩手法 向指根方向推按或掐按各5~10次。

胸腔呼吸器官区

部位 位于手掌侧，拇指指间关节横纹至腕横纹之间的区域。

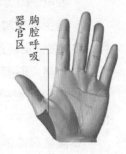

功能主治 胸闷、咳嗽、气喘等呼吸系统病症。

按摩手法 向拇指指根腕横纹各推按10~30次。

胃脾大肠区

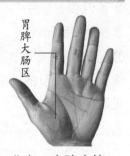

胃脾大肠区

部位 位于手掌面，第1、第2掌骨之间的椭圆形区域。

功能主治 消化不良、食欲缺乏、腹胀、腹泻、贫血、皮肤病等。

按摩手法 揉按30~50次。

温馨提示：本区是人体保健的重要反应区，中老年人经常按摩此反应区，有助于改善食欲缺乏、腹胀、腹泻等症，可达到强身健体的目的。

血压区

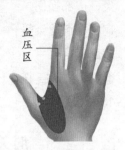

血压区

部位 手背，由第1掌骨、阳溪穴、第2掌骨所包围的区域及食指近节指骨近端1/2的桡侧。

功能主治 高血压、低血压、头痛、眩晕、呕吐、发热、胃痛、便秘等。

按摩手法 按揉本区域10~20分钟。

温馨提示：本区是人体保健的重要反应区，中老年人经常按摩此反应区，有助于预防高低血压，强身健体。

🌀 知识链接

如何保持手部清洁

　　手是呼吸道病毒传播的主要途径之一。预防传染性疾病（包括各种流感）的有效措施就是从保持手部清洁开始。我们应勤洗手，特别是在咳嗽、打喷嚏或和别人握手后。想要保持手部清洁，我们需要注意以下四点：

　　◎经常仔细清洁手部。

　　◎避免用手触摸眼睛、鼻子或嘴巴，应尽量少用手摸脸，因为面部的眼、鼻、口能使病毒绕过皮肤这道天然的保护屏障，直接侵入体内。

　　◎虽然人们很难完全杜绝手、脸接触，但也无须为此担忧、烦恼。只要我们坚持洗手，保持手部清洁，就算把手直接伸进嘴巴里，进入体内的流感病毒也不会增加。

　　◎流感病毒传播的另一条途径是人们打喷嚏或咳嗽时，从口、鼻中飞溅出的唾液。因此，专家建议，人们在打喷嚏时弯起手臂，并用手臂挡住口、鼻，可防止飞沫进入空气。把飞沫留在上衣或袖子上比任由飞沫飞向物体表面，甚至直接喷到他人身上好得多。当然，之后还要记得洗手。

手部全息穴位图解

　　手部全息穴位的分布大致是整个人体的缩影，穴位以其对应整体上的部位或器官的名称来命名。可以认为这些穴位是疾病的诊疗点。

　　按摩手法以点、按、揉、掐为主，即用拇指端以穴位为圆心做小圆周运动或揉动，逐渐加力，以在深层组织有较强的酸、麻、胀、痛感为宜，每次可选2~3个穴位。

手部第2掌骨桡侧全息穴位

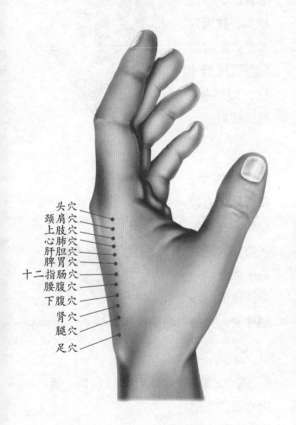

头穴
颈肩穴
上肢穴
心肺穴
肝胆穴
脾胃穴
十二指肠穴
腰腹穴
下腹穴
肾穴
腿穴
足穴

● 手部第2掌骨桡侧全息穴位图。

头穴

部位 位于第2掌骨小头桡侧。

功能主治 头痛、牙痛、三叉神经痛、急性结膜炎及头面、眼、耳、鼻、口、牙、脑等部位疾病。

头穴

颈肩穴

部位 位于第2掌骨体远端桡侧，头穴与上肢穴之间。

功能主治 颈肩、甲状腺、咽喉、气管上段、食管上段等部位的疾病。

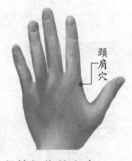

颈肩穴

上肢穴

部位 位于第2掌骨体远端桡侧，头穴与上肢穴之间。

功能主治 颈肩、甲状腺、咽喉、气管上段、食管上段等部位的疾病。

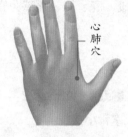

心肺穴

部位 位于心肺穴在第2掌骨体远心端桡侧，头穴和脾胃穴连线的中点区域。

功能主治 心、肺、胸、乳房、气管下段、食管下段及背部疾病。

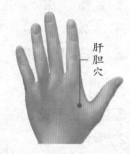

肝胆穴

部位 在手背部第2掌骨体中段桡侧，脾胃穴和心肺穴连线的中点区域。

功能主治 肝胆疾病。

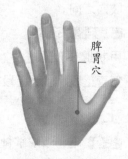

脾胃穴

部位 位于脾胃穴在第2掌骨体中段桡侧，头穴和足穴连线的中点。

功能主治 治疗脾、胃及胰脏疾病。

十二指肠穴

部位 位于第2掌骨体中段横侧，脾胃穴和肾穴之间。

功能主治 十二指肠及结肠右曲疾病。

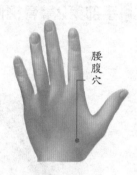

腰腹穴

部位 在第2掌骨体近心段桡侧，脾胃穴和肾穴之间。

功能主治 腰扭伤、腰腿痛、肠道疾病。

肾穴

部位 在第2掌骨体近心段桡侧，在脾胃穴与足穴连线的中点处。

功能主治 肾、输尿管、大肠、小肠疾病。

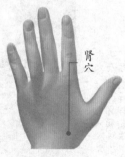

下腹穴

部位 在第2掌骨体近心段桡侧，肾穴和腿穴之间。

功能主治 下腹部、骶尾部、子宫、膀胱、结肠、直肠、阑尾、卵巢、阴道、睾丸、尿道、肛门等部位疾病，以及痛经、月经不调。

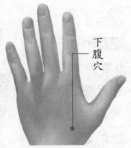

腿穴

部位 在第2掌骨体近端桡侧，下腹穴和足穴之间。

功能主治 臀部、股部、膝

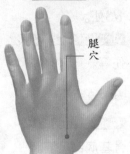

关节、踝关节等下肢疾病。

足穴

部位 在第2掌基底部桡侧，第1、第2掌骨侧近拇指侧的交点。

功能主治 足部及踝部疾病。

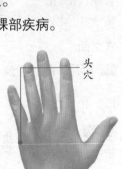

头穴

部位 第5掌骨小头尺侧。

功能主治 头面部及眼、耳、鼻、口等部位疾病。

颈肩穴

部位 在第5掌骨体远心端尺侧，头穴与心肺穴之间。

功能主治 肩周炎、肩部扭伤、背部疼痛、落枕、颈椎病等。

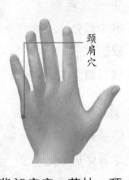

心肺穴

部位 位于第5掌骨体远心端尺侧，头穴和脾胃穴连线

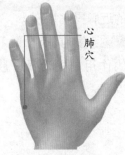

手部第5掌骨尺侧全息穴位

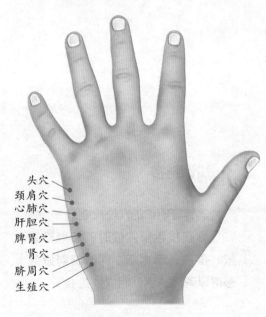

头穴
颈肩穴
心肺穴
肝胆穴
脾胃穴
肾穴
脐周穴
生殖穴

● 手部第5掌骨尺侧全息穴位图。

的中点。

功能主治 心、肺、气管及胸背部疾病。

肝胆穴

部位 位于第5掌骨体远心端尺侧，心肺穴和脾胃穴之间。

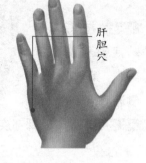

功能主治 肝胆疾病。

脾胃穴

部位 位于第5掌骨体尺侧，头穴与生殖穴连线的中点处。

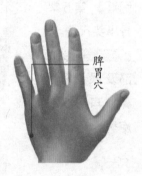

功能主治

脾、胃、肌肉疾病。

肾穴

部位 在第5掌骨体近心端尺侧，脾胃穴与生殖穴连线的近脾胃穴1/3处。

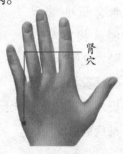

功能主治 具有预防和治疗肾脏疾病的作用，主治肾、膀胱及生殖系统疾病。

脐周穴

部位 位于第5掌骨体近心端尺侧，脾胃穴与生殖穴连线的近生殖穴1/3处。

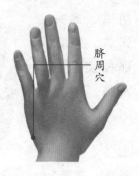

功能主治 结肠炎、小肠炎、腰扭伤等。

生殖穴

部位 在第5掌骨基底部尺侧。

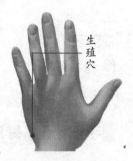

功能主治 生殖系统疾病、肛周疾病、腰腿痛等。

知识链接

怎样证明你的穴位找准了

你在按手部穴位时，如果有酸胀、疼痛、麻木感，同时感到疲劳感得以消除，就证明穴位找准了。

手针穴位图解

手针穴是手部的病理反应点，通过刺穴可以反映所对应的器官的疾病表现。

手掌侧穴位

胃肠点

部位 位于双手手掌多汗点穴下缘，与无名指等宽。从无名指指根处划两条垂直下行线，至多汗点穴下缘处即是此穴。

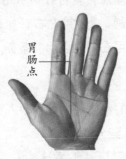

功能主治 按摩此穴可预防和治疗胃下垂、胃炎、胃痉挛、十二指肠溃疡等症。此穴是手穴处方中治疗胃肠道疾病的主穴之一。

按摩手法 操作者可按前述无名指等宽垂直线方法，来寻找此穴的方位。在反射区内用梅花桩找准刺痛点后即可反复扎刺。

咳喘点

部位 位于双手掌食、中指中线向下延伸至感情线交叉处。

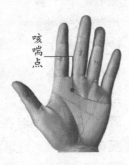

功能主治 具有预防和治疗呼吸道疾病的作用，凡老年人呼吸道疾病，如肺气肿、气管炎等症多配此穴。

按摩手法 想要寻找此穴的病理反射点，操作者宜先用单根圆牙签的锐利尖头，在此穴病理反射区刺探，找准刺痛点后，可用梅花桩反复扎刺，也可用手指强力捏按。临床上对于老年咳喘多采用艾条灸的方法，每次灸2~3分钟，每日数次。

肾点

部位 位于双手掌小指第1指节与第2指节间横纹线上，基本上位于中间点，有的人可能偏左或偏右，从经络学讲，此穴位于手少阴心经经络上。

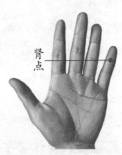

功能主治 具有预防和治疗更年期综合征的作用。

按摩手法 操作者可用单根圆牙签的锐利尖头在病理反射区部位刺探，一找到刺痛点，可用单根牙签的尖头反复扎刺，如欲强化疗效，也可在刺痛点处用艾条灸。

足跟点

部位 在大陵穴与胃肠点连线的中点处。

功能主治 足跟痛。

按摩手法 操作者在寻找此穴的病理反射点时，可用单根牙签的锐利尖头，在病理反射区部位轻轻刺探，一经发现病理刺痛点，就可在该点用单根牙签反复扎刺，如欲强化疗效，也可在刺痛点用艾条灸。

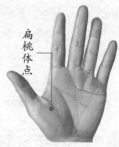

疟疾点

部位 位于第1掌骨基底部与大多角骨之间底骨缝中，大鱼际桡侧缘赤白肉际处。

功能主治 疟疾。

按摩手法 操作者在寻找此穴的病理反射点时，可用单根牙签的锐利尖头，在病理反射区部位轻轻刺探，一经发现病理刺痛点，就可在该点用单根牙签反复扎刺。如欲强化疗效，操作者也可在刺痛点用艾条灸。

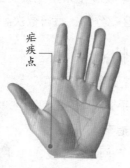

扁桃体点

部位 在第1掌骨中点尺侧掌面处。

功能主治 扁桃体炎、咽炎等。

按摩手法 操作者在寻找此穴的病理反射点时，可用单根牙签的锐利尖头，在病理反射区部位轻轻刺探，一经发现病理刺痛点，就可在该点用单根牙签反复扎刺，2分钟左右，如欲强化疗效，也可在刺痛点用艾条灸。

急救点

部位 中指尖指甲缘2分许处。

功能主治 昏迷、中暑。

按摩手法 操作者在寻找此穴的病理反射点时，可用单根牙签的锐利尖头，在病理反射区部位轻轻刺探，一经发现病理刺痛点，就可在该点用单根牙签反复扎刺，亦可以用点按法。

定惊点

部位 在手掌大小鱼际交接处。

功能主治 小儿惊风、高热、痉挛症。

按摩手法 操作者在寻找此穴的病理反射点时，可用单根牙签的锐利尖

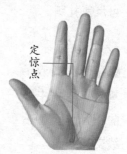

头，在病理反射区部位轻轻刺探，一经发现病理刺痛点，就可在该点用单根牙签反复扎刺，如欲强化疗效，也可在刺痛点用艾条灸。

脾点

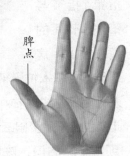

部位 在手掌面大拇指指关节横纹中点处。

功能主治 腹痛、腹胀、肠鸣、泄泻、水肿。

按摩手法 操作者在寻找此穴的病理反射点时，可用单根牙签的锐利尖头，在病理反射区部位轻轻刺探，一经发现病理刺痛点，就可在该点用单根牙签反复扎刺，如欲强化疗效，也可在刺痛点用艾条灸。

小肠点

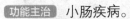

部位 在手掌，食指近端指关节横纹中点处，为四缝穴之一。

功能主治 小肠疾病。

按摩手法 操作者在寻找此穴的病理反射点时，可用单根牙签的锐利尖头，在病理反射区部位轻轻刺探，一经发现病理刺痛点，就可在该点用单根牙签反复扎刺，2分钟左右，如欲强化疗效，也可在刺痛点用艾条灸。

大肠点

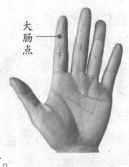

部位 位于双手手掌食指第1指节与第2指节间横纹线上，基本上位于中间点，有的人可能偏左或偏右。

功能主治 腹泻、腹胀等肠道疾病。

按摩手法 操作者在寻找此穴时，宜先用单根圆牙签的锐利尖头，在穴位病理反射区轻轻扎刺，寻找刺痛点，找准刺痛点后就可在刺痛点用牙签不断地扎刺。欲强化疗效，操作者也可在刺痛点用艾条灸。

三焦点

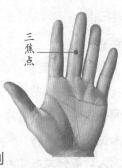
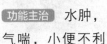

部位 在手掌面，中指近端指关节横纹中点处。

功能主治 水肿，气喘，小便不利及胸部、腹部、盆腔疾病。

按摩手法 操作者在寻找此穴的病理反射点时，可用单根牙签的锐利尖头，在病理反射区部位轻轻刺探，一经发现病理刺痛点，就可在该点用单根牙签反复扎刺，如欲强化疗效，操作者也可在刺痛点用艾条灸。

心点

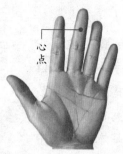

部位 此穴位于双手手掌中指第1指节与第2指节间横纹线上。如果从经络学讲，此穴位位于手厥阴心包经经络上面。

功能主治 冠心病、心绞痛等心血管疾病，也可用于治疗神经系统等疾病。

按摩手法 操作者在寻找此穴的病理反射点时，宜用单根圆牙签的尖头在穴区扎探，一经找到刺痛点，即可在刺痛点处反复扎刺。如欲强化疗效，操作者也可采用艾条灸刺痛点。

肝点

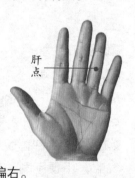

部位 位于双手掌无名指第2指节与第3指节间横纹线上，基本位于中间，有的人可能偏左或偏右。

功能主治 具有治疗肝胆疾病、消除疲劳作用；还可治疗胸痛、头痛、偏头痛、颈部痛。

按摩手法 操作者在寻找此穴时，宜用单根圆牙签的锐利尖头，在病理反射区内轻轻刺探，一经找到病理刺痛点即可在刺痛点处用单根牙签反复刺激，以不扎破表皮为度，如欲强化疗

效，也可在刺痛点用艾条灸。

肺点

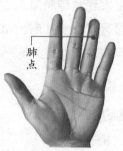

部位 此穴位于双手掌无名指第1指节与第2指节间的横纹线上，病理反射点基本位于横纹线中间，有的人可能偏左或偏右。从经络学上讲，此穴位位于手少阳三焦经经络上。

功能主治 胸闷、咳喘、呼吸困难、荨麻疹等；配牙病反射区，齿疼点可以治疗牙齿过敏。

按摩手法 操作者在寻找此穴时，可用单根圆牙签的税利尖头在病理反射区刺探，一经找到刺痛点，就可在刺痛点部位用牙签尖点反复扎刺痛点，如欲强化疗效，也可加用艾条灸刺痛点。

命门点

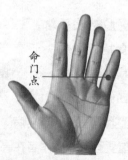

部位 位于双手掌小指第2指节与第3指节间的横纹线上，基本位于中间，有的人可能偏左或偏右。

功能主治 此穴是泌尿和生殖器官反应点，刺激此穴可治疗泌尿系统和生殖系统疾病。

按摩手法 操作者在寻找此穴的病理

反射点时，可用单根牙签的锐利尖头，在病理反射区部位轻轻刺探，一经发现病理刺痛点，就可在该点用单根牙签反复扎刺。如欲强化疗效，操作者也可在刺痛点用艾条灸。

哮喘新穴

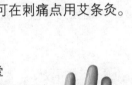

部位 在掌面，第4、5掌指关节之间。

功能主治 咳嗽、哮喘等呼吸道疾病。

按摩手法 操作者在寻找此穴的病理反射点时，可用单根牙签的锐利尖头，在病理反射区部位轻轻刺探，一经发现病理刺痛点，就可在该点用单根牙签反复扎刺，如欲强化疗效，也可在刺痛点用艾条灸。

腓肠点

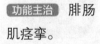

部位 在手掌面，小指中线上，第2指骨底中点处。

功能主治 腓肠肌痉挛。

按摩手法 操作者在寻找此穴的病理反射点时，可用单根牙签的锐利尖头，在病理反射区部位轻轻刺探，一经发现病理刺痛点，就可在该点用单根牙签反复扎刺，如欲强化疗效，也

可在刺痛点用艾条灸。

咽喉点

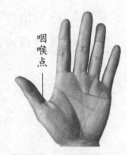

部位 在手掌面，大指掌关节横纹的中点上。

功能主治 咽炎、喉炎等病症及呕吐。

按摩手法 操作者在寻找此穴的病理反射点时，可用单根牙签的锐利尖头，在病理反射区部位轻轻刺探，一经发现病理刺痛点，就可在该点用单根牙签反复扎刺，约2分钟。注意不要用力过猛，且扎刺时要全身放松。如欲强化疗效，操作者也可在刺痛点用艾条灸。

手背侧穴位

踝点

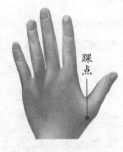

部位 在拇指桡侧，掌指关节赤白肉际处。

功能主治 踝关节扭伤，疼痛。

按摩手法 操作者在寻找此穴时，要用单根圆牙签的锐利尖头在病理反射区刺探，一经找准病理刺痛点即可在该点用单根牙签反复扎刺，约2分钟。如欲强化疗效，操作者也可加用艾灸。

胸点

部位 在拇指指关节桡侧赤白肉际处。

功能主治 胸闷、胸痛、呕吐、泄泻、癫痫。

按摩手法 操作者在寻找此穴时，要用单根圆牙签的锐利尖头在病理反射区刺探，一经找准病理刺痛点即可在该点用单根牙签反复扎刺，约2分钟。如欲强化疗效，操作者也可加用艾灸。

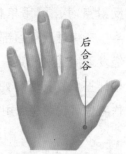

眼点

部位 位于双手掌拇指指根横纹线上，刺痛点一般多在中间，有的人偏左，有的人偏右。

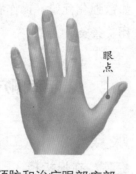

功能主治 具有预防和治疗眼部疾部、消除眼疲劳的作用。中老年人经常按摩、刺激此穴，还可以延缓视力老化。

按摩手法 操作者宜先用单根牙签的锐利尖头，在病理反射部位轻轻扎刺，寻找刺痛点，找准刺痛点后就可在刺痛点处用单根牙签反复扎刺，以达到治疗的目的。如欲强化疗效，操作者也可加用艾条灸。

后合谷

部位 此穴即经络学上的合谷穴，位于手阳明大肠经经络上。拇、食二指张开，虎口与第1、2掌骨结合部（一般又叫两叉骨）连线的中点，就是本穴。

功能主治 合谷穴在手部穴位病理按摩临床上是个万能穴，具有止痛、退热、消炎等作用，按压可治疗感冒、发烧、咳嗽、呕吐、头痛、牙痛、喉痛、鼻渊、中暑、脑卒中眩晕、暴发火眼（红眼病）、腹痛及肩酸、背痛、情绪紧张等。

按摩手法 在反射区的压痛点用筷子头点按，或用拇指用力扣，也可以用食、中指强力捏按，每日数次。

颈中点

部位 在手背大拇指中线上，第1节指骨中点处。

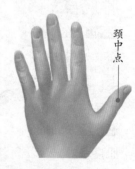

功能主治 落枕、强直性脊柱炎、颈部疼痛。

按摩手法 操作者在寻找此穴时，要用单根圆牙签的锐利尖头在病理反射区刺探，一经找准病理刺痛点即可在该点用单根牙签反复扎刺，约2分钟。如欲强化疗效，操作者也可加用艾灸。

再创点

部位 在手背第
1、第2掌骨基底
部结合处。

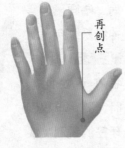

功能主治 中风、
半身不遂、口
眼㖞斜、牙龈
溃烂、牙痛、腹痛、胃痛、食欲缺
乏、痹症、癫狂等病症。

按摩手法 操作者在寻找此穴时，要
用单根圆牙签的锐利尖头在病理反
射区刺探，一经找准病理刺痛点即查
在该点用单根牙签反复扎刺，约2分
钟；如欲强化疗效，也可加用艾灸。

耳点

部位 位于双
手手掌小指指根
部、无名指指根
部下方，每手两
穴，呈两处扁圆
形病理反射区。

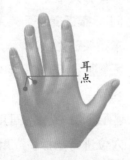

功能主治 可治耳疾。在手穴临床施
治中，医师应该将此穴与治疗耳部疾
病的穴位配伍应用。

按摩手法 操作者在寻找此穴时，可
用单根圆牙签的锐利尖头刺探，并且
在刺痛点反复扎刺。

肩点

部位 位于双手手背食指根的下方，

呈一椭圆形的反
射区。

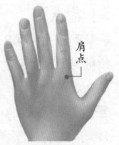

功能主治 具有预
防和治疗肩部疾
病的疗效，可治
疗肩周炎及其他
肩部疾病。老年人若经常按摩此穴，
可预防肩部疾病。

按摩手法 操作者在寻找此穴时，可用
梅花桩（将5根牙签集束成捆，用胶布
或橡皮筋进行缠绕）在病理反射区刺
探，一经发现病理刺痛点即可用梅花桩
在该刺痛点反复扎刺；如欲强化疗效，
也可加用艾灸。老年人在保健按摩时，
可用拇指在反射区处经常捏揉。

前头点

部位 位于双
手背食指第2指
节与第3指节间
横绞线外缘。

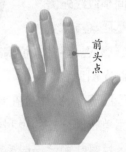

功能主治 治疗
神经痛穴。在手部穴位病理按摩临床
上，取此穴侧重治疗酒后头痛。

按摩手法 操作者在寻找此穴时，要用
单根圆牙签的锐利尖头在病理反射区轻
轻刺探，一般人刺痛点多在中指横纹线
外缘，有的人可能偏上、偏下或偏里。
一经找准病理刺痛点，操作者即可用单
根圆牙签在该点反复扎刺，每次扎大约
2分钟，即可起到治疗效果。

熄喘点

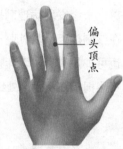

部位 在手背第2指缝与第3指缝缝纹处。

功能主治 落枕、颈部疼痛等病症。

按摩手法 操作者可用拇指、食指夹持穴位进行捻揉，或用圆珠笔端成牙签点刺，约2分钟，以不刺破皮肤为宜。

偏头顶点

部位 位于双手手背中指第2指节与第3指节中间横纹线外侧。

功能主治 治疗神经痛穴。手部穴位病理按摩临床上用此穴侧重治疗头痛。

按摩手法 操作者在寻找此穴时，要用单根圆牙签的锐利尖头在病理反射区反复扎刺，一般多在中指第二条横纹外侧，有的人可能偏上、偏下或偏里。一经找准病理刺痛点，操作者即可在该点用单根牙签的锐利尖头反复扎刺，约2分钟，如果想要强化疗效也可用艾灸。

间鱼点

部位 位于手背侧，在第3指、第4指之间，赤白肉之际。

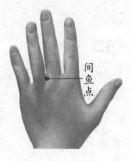

功能主治 精神病、嗜睡倦怠等神经系统疾病。

按摩手法 操作者在寻找此穴时，要用单根圆牙签的锐利尖头在病理反射区刺探，一经找准病理刺痛点，即可在该点用单根牙签反复扎刺，约2分钟。操作者亦可点按；如欲强化疗效，也可加用艾灸。

牙痛点

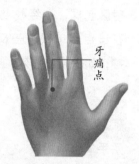

部位 位于掌面，第3、第4掌指关节之间，靠近第3掌指关节处。

功能主治 牙痛、咽喉痛、三叉神经痛等。

按摩手法 操作者可用拇指、食指夹持穴位进行捻揉，或用圆珠笔端或牙签点刺，约2分钟，以不刺破皮肤为宜。

胸骨点

部位 在手背中指中线上，第1节指骨中点处。

功能主治 胸闷、胸痛、咳嗽气喘、腰背疼痛等症状。

按摩手法 操作者在寻找此穴时，要用单根圆牙签的锐利尖头在病理反射区刺探，一经找准病理刺痛点，即可在该点用单根牙签反复扎刺，约2分钟即可。如果想要强化疗效，操作者也可加用艾灸。

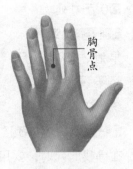

胸骨点

升压点

部位 位于腕背横纹与中指中线底交点处上。

功能主治 低血压、眩晕等病症。

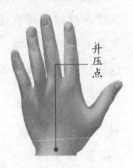

升压点

按摩手法 操作者在寻找此穴时，要用单根圆牙签的锐利尖头在病理反射区刺探，一经找准病理刺痛点，即可在该点用单根牙签反复扎刺，约2分钟，亦可点按2分钟。如欲强化疗效，操作者也可加用艾灸。

腰肌点

部位 位于手背第3、第4掌骨之间，第3、第4掌指关节上2.5寸处。

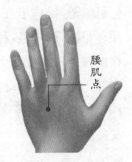

腰肌点

功能主治 腰扭伤、腰肌劳损、各种腰痛病症。

按摩手法 操作者在寻找此穴后，要

用单根圆牙签的锐利尖头在病理反射区刺探，一经找准病理刺痛点，即查在该点用单根牙签反复扎刺，约2分钟，可亦以点按2分钟。如欲强化疗效，操作者也可加用艾灸。

腹泻点

部位 在手背第3、第4掌骨间，距离第3、第4掌骨关节1寸处。

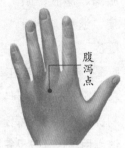

腹泻点

功能主治 腹痛、腹泻腹胀、痢疾。

按摩手法 操作者在寻找此穴时，要用单根圆牙签的锐利尖头在病理反射区刺探，一经找准病理刺痛点，即可在该点用单根牙签反复扎刺，约2分钟。如欲强化疗效，操作者也可加用艾灸。

偏扶点

部位 在手背腰肌点后0.25寸，第3指中线处。

偏扶点

功能主治 具有疏通经络的功效，主要治疗半身麻木。

按摩手法 操作者在寻找此穴时，要用单根圆牙签的锐利尖头在病理反射区刺探，一经找准病理刺痛点，即可在该点用单根牙签反复扎刺，约2分钟。如欲强化疗效，操作者也可加用艾灸。

腹上点

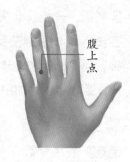

腹上点

部位 在手背无名指中线上，第1指骨中点处。

功能主治 腹痛、腹泻、腹胀、阳痿、遗精、早泄等症。

按摩手法 操作者在寻找此穴时，要用单根圆牙签的锐利尖头在病理反射区刺探，一经找准病理刺痛点，即可在该点用单根牙签反复扎刺，约2分钟。

偏头点

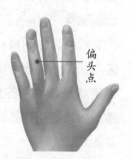

偏头点

部位 位于双手手背无名指第2指节与第3指节间横纹线外侧。

功能主治 治疗神经痛穴，手部穴位病理按摩临床上用此穴侧重治疗偏头痛。

按摩手法 操作者在寻找此穴时，要用单根圆牙签的锐利尖头在病理反射区刺探，一般多在横纹线边缘，有的人可能偏上、偏下或偏外。一经找准病理刺痛点，即可在该点用单根牙签的锐利尖头反复扎刺，一般约2分钟，如头痛不止，也可再加艾灸。

胞门点

部位 在手背第4、第5掌骨间中渚穴

后0.75寸处。

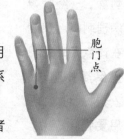

胞门点

功能主治 遗精、早泄、阳痿、月经不调等生殖系统病变。

按摩手法 操作者在寻找此穴时，要用单根圆牙签的锐利尖头在病理反射区刺探，一经找准病理刺痛点即可在该点用单根牙签反复扎刺，约2分钟，亦可以点按。如欲强化疗效，操作者也可在病理反射区加用艾灸。

止血点

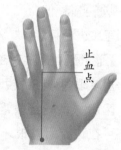

止血点

部位 在手背无名指中线与腕横纹的交点处。

功能主治 具有活血化瘀止血的功效，用于治疗各种出血性疾病、踝关节扭伤。

按摩手法 操作者在寻找此穴时，要用单根圆牙签的锐利尖头在病理反射区刺探，一经找准病理刺痛点，操作者即可在该点用单根牙签反复扎刺，约2分钟，如欲强化疗效，也可加用艾灸。

坐骨神经点

部位 在手背无名指掌指关节尺侧边缘处。

功能主治 腰腿痛、坐骨神经痛。

按摩手法 操作者在寻找此穴时，要用单根圆牙签的锐利尖头在病理反射区刺探，一经找准病理刺痛点，即可在该点用单根牙签反复扎刺，约2分钟。如欲强化疗效，操作者也可加用艾灸。

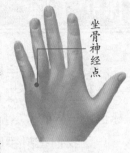

会阴点

部位 位于双手手背小指第2指节与第3指节间横纹里侧，与穴点并列横纹线两侧。

功能主治 痔疮及其他肛门、直肠部位疾病。

按摩手法 操作者用拇指、食指夹持穴位，进行捻揉，直至穴位变红、变热。

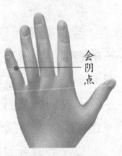

后头点

部位 位于双手手背小指第2指节与第3指节中间横纹外侧。

功能主治 具有治疗神经痛的效能，在临床上常用此穴侧重治疗后头痛等病症。

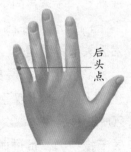

按摩手法 操作者在寻找此穴时，要用单根圆牙签的锐利尖头在病理反射区刺探。一般病理刺痛点多在小指第二条横纹线外缘，有的人可能偏上、偏下或偏里。一经找准病理刺痛点，操作者即可用单根牙签在该点反复扎刺，约2分钟，如欲强化疗效，也可加艾灸。

脊柱点

部位 在第5掌指关节尺侧赤白肉际处。

功能主治 具有活血化瘀的功效，可治疗腰痛、尾骶痛、肩胛痛、耳鸣、鼻塞等症状。

按摩手法 操作者在寻找此穴时，要用单根圆牙签的锐利尖头在病理反射区刺探，一经找准病理刺痛点，即可在该点用单根牙签反复扎刺，约2分钟。如欲强化疗效，操作者也可加用艾灸。

知识链接

手针疗法取穴法

◎ 按疾病所在部位或脏器，选取相应的手穴。

◎ 针对某些特有症状，选取相对应的手穴。

◎ 依据传统的脏腑经络学说，选取相应的穴位。

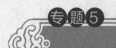
电脑族如何保护手腕

手腕的生理解剖结构

手腕位于手与臂之间。腕骨是短骨，位于手骨的近侧部，共有8块，排列成两列，每列4块，均以其形状命名，分别为手舟骨、月骨、三角骨、豌豆骨、大多角骨、小多角骨、头状骨、钩骨。8块腕骨相互连接形成向前的凹陷，称为腕骨沟。腕骨的各骨之间的相对面以及桡骨和掌骨的邻接面，都有关节面，分别构成不同的关节。腕骨的活动空间并不大，但是腕骨之间能进行某种程度的滑动和交错运动，所以我们的手腕还是相当灵活的。

手腕的日常养护攻略

科学操作鼠标

◎要想保护手腕，在使用鼠标时还有一些保健小技巧：我们在移动鼠标时不要使用腕力，尽量靠臂力，这样能够减少手腕用力；每工作40分钟至1小时，就停下手中工作做一些握拳、手指用力张开等动作，可以大大降低"鼠标手"的患病概率。

◎在每天上班或每次打字之前，我们可以先互相摩擦自己的手掌及伸展一下自己的手指、手掌及手腕，给手腕做个热身。

◎我们在打字时，不要过度用力敲键盘，这样没什么好处。按鼠标也是一样的，尽量不要太用力。

◎我们在打字时不应该让手腕放置在桌面上或任何东西上，应该让手腕架空在一定的高度上。

锻炼手腕的小动作

若长期使用鼠标、键盘，易造成的腕部神经压迫，会导致肌肉或关节麻、胀、疼、痉挛。下面这些动作主要通过训练腕部力量和手指灵活性来缓解肌肉的持续僵硬。

◎按顺时针和逆时针方向转动手腕25次，可缓解手腕肌肉酸痛感觉。

◎手握带有负重的水杯，手掌向上握水杯，做从自然下垂到向上抬起动作，手掌再向下握水杯，做从下到上的运动，各25次。此动作可防治腕关节骨质增生，增强手腕力量。

◎我们在舒展身体各部位时，也要用力展开双手的五指，每次20~30秒，做2~3次。此动作可增强关节抵抗力，促进血液循环。

◎双手持苹果或是其他物体，上下翻动手腕各20次。物体的重量可依自己力量而定。此动作可增强手腕力量，锻炼肢体协调能力。

简单而有效的5分钟手指操

第四章

手指对人体的健康起着十分重要的作用，手指操是根据经络学说进行保健强身的方法，能起到消除疲劳、减轻精神负担的作用。经常做手指操还可以开发左右脑，刺激内脏，让人恢复健康与美丽。

翻掌运动

翻掌运动主要是锻炼腕指关节的旋转运动能力，同时以扭转的方式活动气血经络，让脑和手同时得到休息。主要锻炼部位在于上肢内外侧，即手三阴经和手三阳经。内旋转练手三阴经，外旋转练手三阳经。此运动的目的是对肺病、大肠病、心包经病、三焦经病及心经、小肠经病起到辅助性的治疗。具体方法如下：

❶ 双手手掌相对合在一起，两拇指朝上，两小指朝下，缓慢将叠合的手掌由右向左转动，直至右手掌完全在上，左手掌完全在下为止。然后回到两拇指朝上，两小指朝下的位置，由左向右转动，直至左手掌完全在上，右手掌完全在下为止。如此数次（见图①）。

❷ 双手手掌掌心向上平放于桌上，手指摊开，拇指均向外，然后双手手掌均以掌内侧线为轴，向下旋转直至不能旋转为止，如此反复10次（见图②）。

❸ 双手手掌掌心向下平放于桌上，拇指内缩，两手并拢，除拇指之外，其余四指均由紧靠状到突然撒开，如此反复10次。注意动作要强劲而有力（见图③）。

❹ 紧接上个动作的结束动作，缓慢抬起而转掌成掌心向上的摊手状，如此反复10次（见图④）。

❺ 接上动作，将右手掌抬起，缓慢而有力地移动到左手掌心中，然后恢复原样，反复10次。然后再抬左手掌移动到右手掌心中，反复10次。注意：此时手臂仍然贴在桌面上，不要离开桌面（见图⑤）。

❻ 接上动作，迅速翻掌至掌心向下，双手手掌背靠拢，拇指内缩，如此反复10次（见图⑥）。

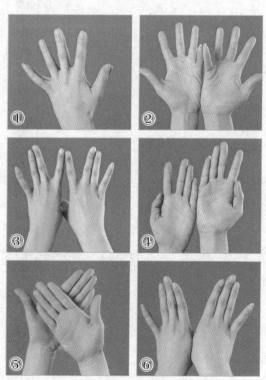

指掌运动

指掌运动可以让我们的手在很短的时间内得到呼吸，同时让我们的大脑也得到休息。很多脑力劳动者对这种运动感到十分开心，因为大脑放松即会提高工作效率。这是一种以手指与手掌的相互揉按为基础的手部运动，将点状按摩与面状按摩结合起来，通过手指的活动来点按经穴，又通过掌面的变化来让手得到休息。具体操作方法如下：

❶ 伸出右手手掌，掌心向外，用左手横握右手手腕，用右手手掌按顺时针、逆时针方向分别旋转15次；然后左手、右手交换，做上述动作。这个动作有振奋阳气的作用，同时可以治疗头昏、内脏下垂等疾病（见图①）。

❷ 右手五指合在一起，用左手紧裹住右手五指，以"紧→松→紧→松"的方式用力挤压，五指指尖酸胀麻木即为力度正合适，然后左右手交换动作。如此反复20次。此法可治疗三叉神经痛、偏头痛等症（见图②）。

❸ 双手手掌合实，以右手横握左手横掌，双手五指均紧扣，以五指用力，分别挤压点穴手背皮肤，以自觉酸胀麻木为度。接着两掌大鱼际相互摩擦20次，最后左右手交换动作。此法可泻肺经之火，并能止痛，可以治疗慢性咽喉炎、扁桃体肿大等症（见图③）。

❹ 双手手掌合实，以右手直握左手横掌，以右手除大拇指之外的四指紧扣于左手横掌背面的第3、第4掌骨之间，点按30次。这个动作能够辅助治疗脊椎关节疾病、骨质增生等（见116页图④）。

❺ 以右手手掌面下垂，左手拇指、食指捏住右手拇指向下垂直拉平，向下按30次。这个动作对于食欲缺乏、食积、消化不良等症状有效（见116页图⑤）。

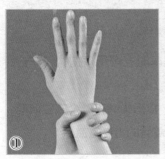
①

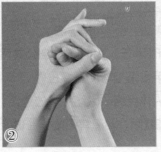
②

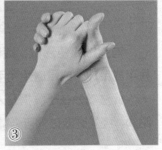
③

⑥ 双手手掌相合，食指与中指向内收，只留无名指、小指相互用力挤压，并且左右摇摆30次。这个动作主治糖尿病、脉管炎等病症（见图⑥）。

⑦ 五指相对，各以指尖直对，对抗挤压形成最大的角度，保持1分钟。然后左右摇摆30次。这个动作可治疗牙痛、巅顶痛、颈椎病等（见图⑦）。

⑧ 左右手分别呈"六字形状"，相对用力抵抗，压迫少商穴及少冲穴，节奏为"松→紧→松→紧"，反复20次。此法有辅助治疗肋间神经痛、肺结核作用（见图⑧）。

⑨ 双手手掌相对双手掌心空如球状，十指指尖相对，以丹田之气自脐引致空球状中，深呼吸20次。此法有治疗肠鸣、腹泻、肺结核作用（见图⑨）。

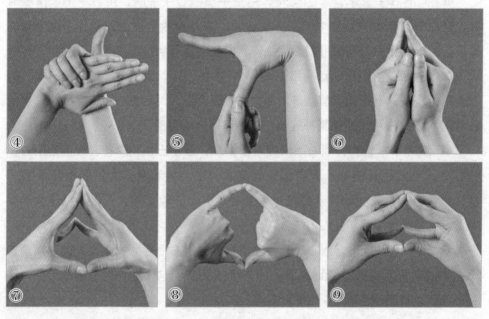

④ ⑤ ⑥
⑦ ⑧ ⑨

知识链接

勾指疗法

勾指法简便易做，随时可行。我们在乘坐公共汽车时，可用食指钩住车内扶手或吊环，或平时用两手食指相勾反复牵拉等。

此法奥妙在于食指是人体经络"大肠经"的通路，食指尖端有一个穴位叫商阳穴，经常刺激该穴可强精壮阳，对患有阳痿等性功能障碍的男性有益。

对指运动

这种运动主要是锻炼手指的对称活动，兴奋大脑皮质运动区，锻炼小脑平衡能力。中医认为，肾"为作强之官"，对指运动对于锻炼肾经经气也有十分重要的作用。具体操作方法如下：

❶ 微屈五指，呈空心握拳状，然后用大拇指对挤食指，使得两指指尖相互掐在一起，似啄米状相互刺激20次。此动作主治阳痿、遗尿等症（见图①）。

❷ 微屈五指，呈空心握拳状，然后用大拇指对挤无名指，使得两指指尖相互掐在一起，似啄米状相互刺激20次。此动作主治头痛、耳目疼痛等症（见图②）。

❸ 微屈五指，呈空心握拳状，然后用大拇指对挤中指，使得两指指尖相互掐在一起，似啄米状相互刺激20次。此动作主治牙痛、腰膝酸软等症。

❹ 微屈五指，呈空心握拳状，然后用大拇指对挤小指，使得两指指尖相互掐在一起，似啄米状相互刺激20次。此动作主治手部疾病、急慢性肩周炎等症（见图③）。

❺ 左右两手五指相互替换，反复进行多次。

注意事项

1.对指的时候要将手指对准，可以稍微挤压一下再放开。

2.开始做此运动时速度可能会有些慢，动作熟练以后可以稍微加快一些速度，并每天增加一些次数。

3.此运动一定要两只手都做，否则双手的灵活程度不一致。

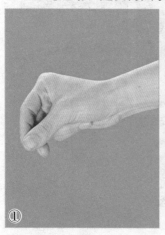
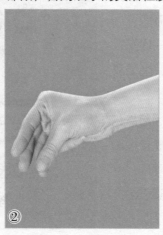
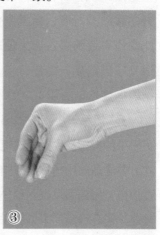

①　　　　②　　　　③

捻按运动

捻按运动是手指及手掌的持续重刺激方法，常用于治疗疼痛、发热、肿胀等病证。捻按有助于消除瘀血。我们要注意的是捻按运动的方向多是由内向外，向离心方向运动，具体操作方法如下：

❶ 伸出手掌，一手拇指及食指捻按另一手掌心处，逐渐扩大按的区域，呈同心圆状。如此反复15次。顺时针多为补，逆时针多为泻，左右手均同。此动作有开窍醒神的作用，适于昏迷及癫痫病人（见图①）。

❷ 伸出手掌，一手拇指及食指从另一手的食指指根开始捻按，并逐渐向该手的食指指尖部位移动。捻按的掌根感觉痛胀即可。需反复捻转20次。此动作有疏肝利胆的作用，适宜黄疸、情绪抑郁等症（见图②）。

❸ 中指掌面根部皮肤为起点，由另一手的拇指及中指进行捻按，用力以感觉到胀痛即可，逐渐向中指顶端方向移动，同时尽可能旋转按揉。如此反复20次。此动作有清心火、利小肠的作用，适宜小儿夜啼、小便黄赤、痢疾等病症（见图③）。

❹ 以手掌无名指的根部为起点，另一只手的拇指及食指呈螺旋状捻按20次，并逐渐向无名指指尖方向移动，力度以自觉胀痛即可。此动作有泄肺热、通大便的作用，适宜咳嗽浓痰、高热口渴、大便秘结等病症（见图④）。

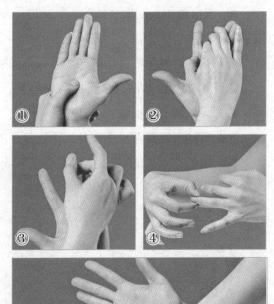

❺ 以手掌小指的根部为起点，另一手的拇指及食指呈螺旋状捻按20次，并逐渐向小指指尖方向移动，力度以自觉胀痛即可。此动作适合治疗梦遗、盗汗等病症（见图⑤）。

118

交掌运动

这是一种利用手掌的交互运动来刺激皮肤经络穴位，从而达到治病防老的运动疗法。掌面的交互运动具有接触面较宽，随时可以使用，作用比较温和，刺激部位广等特点。双手手掌相互摩擦，使双手的掌心、掌背均发热，深呼吸后开始做此运动。

❶ 双手掌相对，各弯曲大拇指、食指，中指相对，并交叉搭入对掌的无名指、小指。相互用力挤压，以中指指尖为对抗点，动作持续30秒（见图①）。

❷ 右手手掌仰举，掌心向上，左手从右手手掌背后插入五指中，双掌用力相互挤压，右掌向前，左掌向后。屏息做30次（见图②）。

❸ 双掌相对，五指交叉搭入对掌手背，然后以拇指相对，食指内曲后形成角度来相互对抗。双掌均匀用力对抗挤压30次。

❹ 右手仰掌，掌心向上，左手俯掌横握，左手手掌在横握时压住右手内收的小指（见图③）。双手手掌相互对抗挤压30次，以双手感觉麻木胀痛为度（见图④）。

❺ 右手向下覆掌，左手指挤压右手手脊，按压刺激八邪穴，以双手感觉麻木胀痛为度，不拘次数。

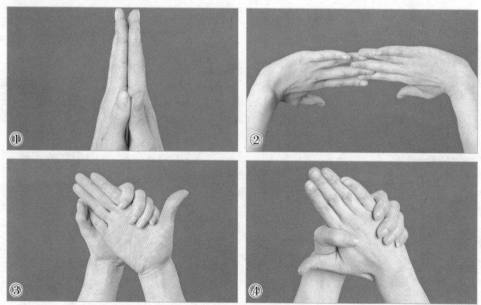

① ②
③ ④

单手变指运动

　　这是一种锻炼手指活动能力及其强度的手疗运动，由一只手单独来进行，使用时不用另一只手帮助即可进行，运动起来非常灵活，并且简单易学。单手变指运动对于单条经络及单个脏器的气血调节大有好处，拇指与脾胃关系密切，肝胆与食指关系密切，心及小肠与中指关系密切，肺、大肠与无名指相对应，肾与膀胱则反映在小指的变化上，因此，单手中某一手指活动对补益或调整脏腑功能有着积极的作用，具体操作方法如下：

　　❶ 平伸出一只手，手背朝里，迅速地缩回大拇指及中指、无名指和小指，只留食指，呈现出"一"的手势，如此反复20次。此动作有补益肝胆、明目之功效（见图①）。

　　❷ 接着上面的动作，迅速地伸出中指，与食指并拢，如此反复20次。此动作有滋补肝血之功效（见图②）。

　　❸ 食指与中指分开，呈现出"Ⅴ"形手势，如此反复20次。此动作有养心神、补心血之功效（见图③）。

　　❹ 接着上面的动作，迅速地伸出无名指，如此反复20次。此动作有泻肺

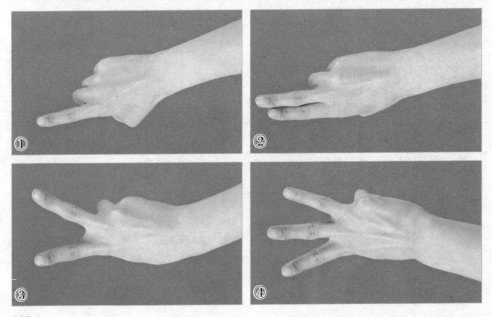

火、疏肝目的作用（见120页图④）。

⑤ 伸出手掌，突然无名指向大拇指弯缩，仍伸直食指、无名指及小指，如此反复10次。有滋水、生津、补胃、润肺的作用。此动作可治咳嗽、腰酸、膝软等症（见图⑤）。

⑥ 平伸手掌，掌心向外，以中指外搭在食指背上，并由上向下极力压食指，如此重复10次。此动作有泻肝火、宁心神的作用（见图⑥）。

⑦ 平伸手掌，掌心向外，以中指外搭在无名指背上，并由上向下极力压无名指，如此重复动作10次。此动作有泻肝火、祛痰热的作用（见图⑦）。

⑧ 平伸手掌，掌心向外，突然内缩中指、食指、无名指，仅留大拇指及小指伸直，呈"六"字形状，如此令中间三指内缩6次。此动作有补肾益脾、益精益血的作用（见图⑧）。

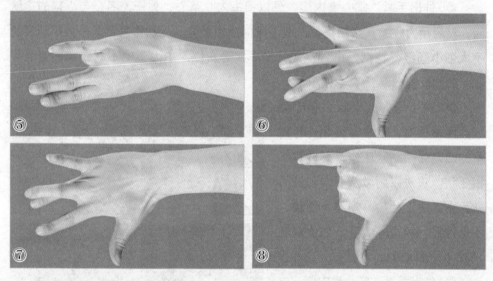

知识链接

常用梳子梳手掌，可强身祛病

人体最重要的12条正经中，手部与此相关的穴位有23个。此外，手上还有经外奇穴34个、全息穴42个。按摩或按压这些穴位，几乎可以治疗全身疾病。

方法是：先在手心涂一层护肤的油脂，选择一把圆头的梳子。然后按照顺序来梳，先从上往下梳，再从右往左梳，继而再顺时针梳一圈；第二遍方向相反。

握拳运动

❶ 伸出手掌，拇指向上，四指在下，忽然紧缩除拇指之外的四指，然后将拇指紧紧搭靠在手其余四指上，形成自然握拳式，受刺激的穴位有少商穴、商阳穴、关冲穴、少冲穴、十宣穴、四缝穴、劳宫穴、少府穴，如此握拳15次（见图①）。此动作主治心脑血管病变。

❷ 伸出手掌，掌心靠内侧，先以拇指内收掌心，置于中指及无名指缝间，然后用力收缩其余四指，形成中压拇指握拳势，此法在上势的基础上刺激了少商穴、鱼际穴、大骨空穴，主治手太阴肺经的咳嗽、哮喘、痰鸣、气粗等症（见图②）。

❸ 伸出手掌，掌心靠内侧，先以拇指内收掌心，置于无名指与小指的指缝间，然后用力收缩其余四指，形成下压拇指握拳势。此动作刺激了手太阴肺经及手太阳小肠经，特别是小骨空穴、少泽穴等穴位，主治小便不利、大便溏泄等症。如此反复握拳15次（见图③）。

❹ 两手均握成拳状，拳心朝下，两拳相对，以掌骨突起处与对拳的凹陷处相贴紧压迫，形成双拳相压状。该法以刺激八邪穴和液门穴为主，主治壮热、烦渴、便秘、手足抽搐、神昏等实证。如此对压15次（见图④）。

❺ 伸出手掌，掌心靠内侧，先以中指指端内收压其指根处，然后其余四指均内缩呈握拳状，而以大拇指置于内收中指端压迫中指指根处，以握住其不致过分内收，由此形成中指突出的握拳状。此动作重点突出压迫刺激中冲穴及少商穴，主治胸膈上的各种病症（见图⑤）。

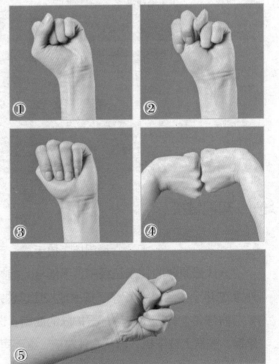

122

旋转运动

手厥阴心包经的劳宫穴在掌心处，当我们在手掌放一圆球时，此穴会在圆球的压迫处，而当圆球大幅度转动时，手少阴心经的少府穴和手太阴肺经的太渊穴、鱼际穴，以及手厥阴心包经的大陵穴都受到刺激，而且在刺激时呈同心圆式地扩散。由于旋转运动可以不间歇地长时间进行，因此这种旋转运动是对保健非常有益处的。不仅如此，旋转运动有时还可以在手背上进行，这时手背面皮肤的手三阳经及其经穴也受到刺激。其运动方法如下：

❶ 将一圆球置于手掌心中，五指攒紧，以五指根的劲力进行旋转，顺时针10次，逆时针10次（见图①）。

❷ 将五指顶部托住一圆球，以五指指力使其悬空而不贴住手掌心旋转，顺时针10次，逆时针10次（见图②）。

❸ 在手心部放两个核桃，使其相互靠近，在五指的作用下，贴紧手心皮肤大力旋转使之不落地，速度宜快，不拘次数（见图③）。

❹ 在手心部放两个核桃，使其不能相互接触，以五指指力使其各自旋转并不相互接触。旋转速度宜慢，节奏应该缓而有力，使之不落地，不拘次数（见图④）。

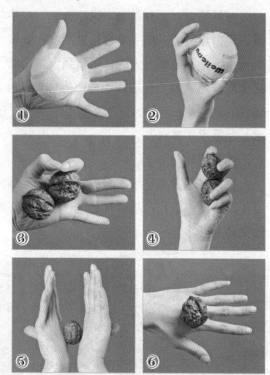

❺ 以两手手背挤住一个核桃，使之在两手背皮肤之间滚动，速度宜适中，转动时应用力，使之不落地，不拘次数多少（见图⑤）。

❻ 将一核桃置于手背皮肤上，以手的前后左右移动及倾斜，使核桃在手背上滚动，不拘次数。以上诸节，左右手的旋转原理及方法均同，适合治疗肝病及风湿病（见图⑥）。

拍击手掌运动

　　掌心是人体许多脏器反射区之所在，拍手掌可宁心醒脑，有助于增强心脏功能，开发大脑潜力。我们只要对此进行强烈刺激，大脑潜能就能得到开发，头脑就会变得清爽，对于防治晨起时睡懒觉、白天精神萎靡不振、记忆力不佳、注意力不集中、手麻、手凉等均有较好的效果。如果我们一夜未眠或者夜间睡眠时间太短，早晨起床后肯定感到头昏脑胀，不妨做一下这种简单而有效的拍手掌操。这种拍手操，会使人头脑清醒。具体操作如下：

　　自然站立，全身放松，排除杂念，双手掌心相对（见图①），击掌动作宜缓慢，用力要适度。把手掌合起来拍击，发出"啪啪"的声音（见图②）。这个声音通过听觉神经传入大脑，可增强大脑功能，增强注意力和记忆力，一般在清晨起床后开始活动，先把双手向上方伸展，强烈地拍击手掌3次，接着，把向上方伸展的双臂放在与脑成90°的部位，再拍击3次。注意在拍击时，手腕要用力伸展，尽量双手掌对齐。

注意事项

　　拍手掌的要点是手掌合上时，手腕要用力伸展，我们要尽量让手掌以及手指互相贴合，中指和中指紧紧贴在一起，这样能刺激到手掌上的尽可能多的部位，效果会更好。

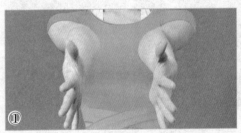
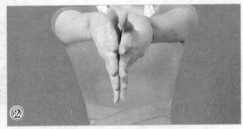

①　②

手棒运动

　　手棒疗法是以一根粗细均匀的小棍棒刺激手指、手穴治疗疾病的方法。这种小棍棒可以是火柴、大头针，也可以是小纸捻成的纸棒。如果棒子粗的话，一根即可；但如果棒子较细，也可以用两根。

　　很多从事这种活动的实践者认为十缝穴在刺激时可以对疼痛、高热、昏厥、外伤、休克等急症发生立即的反应进而调节功能以应急抢救。而掌面五线则与人体内在脏腑有一种相对应的关系，针刺及棍棒的反应虽然有差异，但五线的反应都是朝着五脏功能恢复的方向产生的。至于掌面四纹，由于其皮肤较薄，有可以看见的浅纹，对神经刺激的反应较敏感，所以对人体的神经调节无疑是十分有益的。下面为具体的操作步骤：

　　❶ 双手掌心朝外，掌背朝里，以一根木棍（火柴棒等）置于双手拇指指尖端处，并用力挤压住木棍不至下落，如此呼吸15次，以木棍挤压使手拇指通胀可忍为度。此动作可治鼻塞流涕、不闻香臭（见图①）。

　　❷ 双手掌心朝外，掌背朝里，以一根木棍（火柴棒等）置于双手食指端处，同时以双手拇指互抵为下至点，并用力挤压住木棒使之不至于落下，如此深呼吸15次，以木棍挤压使其通胀可忍为度。此动作可治手臂痛、难屈伸等症（见图②）。

　　❸ 双手掌心朝外，掌背朝里。以一根木棍（火柴棒等）置于双手中指端处，以双手中指及无名指指力夹住之，使木棒不至落下，同时以双手拇指相互抵住为下支点，内敛双手食指。深呼吸15次，以自觉通胀可忍为度。此动作有治疗乳腺炎、乳头痛、乳腺结核等作用（见图③）。

　　❹ 双手掌心朝外，掌背朝里。以一根木棍（火柴棒等）置于双手无名指端处，并使用指力将木棒挤住使其不至于下落，以自觉通胀可忍为度，深呼吸15次。此动作可治疗耳痛、中耳炎、耳聋等病变（见126页图④）。

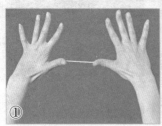　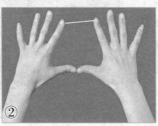　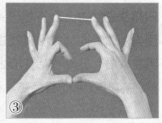

❺ 双手掌心朝外，掌背朝里。以一根木棍（火柴棒等）置于两小指端处，以指力挤压使之不落，深呼吸15次。此动作可以治疗心绞痛、冠心病等病变（见图❺）。

❻ 伸出手掌，掌心向里，张开五指，以木棒循食指掌骨联线下面，呈向心方向，均匀点状刺激，以自觉麻胀为度，同时深呼吸15次。此动作可治疗四肢筋疲、眼目昏暗、善太息。男左女右（见图❻）。

❼ 伸出手掌，掌心向里，张开五指，以木棒循中指掌骨联线下面，呈向心方向，均匀点状刺激，同时深呼吸15次。此动作可治疗失眠烦躁病症。男左女右（见图❼）。

❽ 伸出手掌，掌心向里，张开五指，以木棒沿无名指尖端部向下呈向心方向均匀点刺，同时深呼吸15次，男左女右。此动作可治疗肩胛痛、咽喉痛等病症。

❾ 伸出手掌，掌心向里，张开五指，以木棒沿小指尖端部、掌骨线向下，呈向心方向均匀点刺，同时深呼吸15次，男左女右。此动作可治疗心悸、怔忡、多梦等病症。

❿伸出手掌，掌心向里，五指张开，以木棒沿大拇指横屈纹由上至下均匀点状用力刺激，同时深呼吸15次，男左女右。此动作治疗颈椎病增生症、支气管炎病症。

⓫伸出手掌，掌心向里，五指张开，以木棒沿手掌横屈纹由上向下均匀点状用力刺激，同时深呼吸15次，男左女右。此动作治疗脑卒中、癫狂及大脑病变。

⓬伸出手掌，掌心向里，五指张开，以木棒沿手掌心中健状线下行均匀点状用力刺激，同时深呼吸15次，男左女右。此动作治疗气血虚弱、贫血、体质虚弱等症。

⓭ 伸出手掌，掌心向里，五指张开，以木棒沿手掌心中四指横屈纹由上至下均匀点状用力刺激，同时深呼吸15次，男左女右。此动作治疗心血管病、高血压及心包经病变。

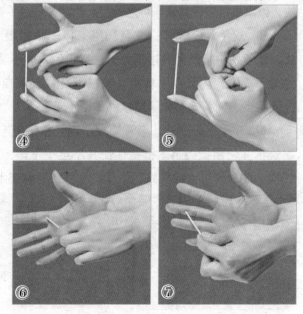

④ ⑤ ⑥ ⑦

刷手运动

刷手运动也是一种清理运动，由实践得出，毛刷对皮肤纹理的刺激能够激发人体的免疫机制，使人的淋巴细胞活跃，免疫蛋白分泌增加，有抵御外来病毒侵袭的作用。不仅如此，刷手运动还对手指、手掌的刷动刺激对经络的传递功能有促进作用，同时也能使脏腑功能进一步活跃，因此刷手运动疗法不失为一种良好的疗法。步骤如下：

❶ 以牙刷平刷手腕内关穴处，上下方向，共15次左右（见图①）。

❷ 以牙刷平刷手背食指上下，共15次左右（见图②）。

❸ 以牙刷平刷手背中指上下，共15次左右（见图③）。

❹ 以牙刷平刷手背无名指上下，共15次左右（见图④）。

❺ 以牙刷平刷手背小指上下，共15次左右（见图⑤）。

❻ 以牙刷平刷手掌食指正面，上下各15次左右（见图⑥）。

❼ 以牙刷平刷手掌中指正面，上下各15次（见128页图⑦）。

❽ 以牙刷平刷手掌无名指正面，上下各15次（见128页图⑧）。

❾ 以牙刷平刷手掌小指正面，上下各15次（见128页图⑨）。

❿ 以牙刷平刷手掌正面手心，上下30次（见128页图⑩）。

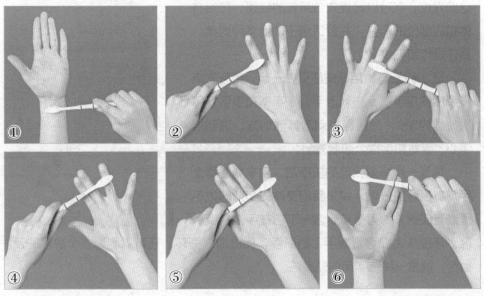

①　②　③　④　⑤　⑥

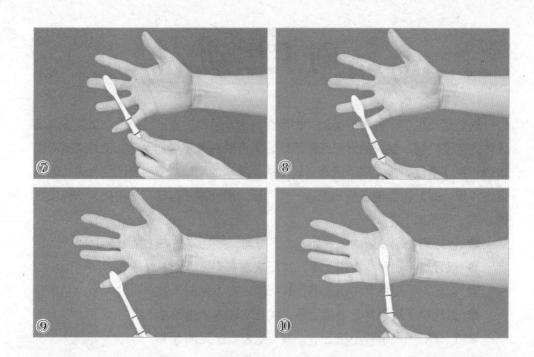

⑦ ⑧ ⑨ ⑩

牙签束刺手，增强脏腑功能

手掌和手背上都有很多穴位，我们如果刺激这些穴位，就可以疏通穴位所在的经络，防治身体相应部位的病变，并且适用于防治多种病症。具体操作如下：

选10只牙签，用橡皮筋束在一起，用牙签束按顺序按压手部，来刺激手背、手指和手掌，每次持续约3秒，然后再去刺激其他地方，直到把手心、手背和手指全部刺激到。

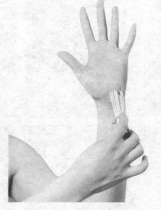

这是一种刺激穴位的按摩法，用来刺激整个手掌有很好的效果。如果我们身体的某些部位不适或有疾病，则可重点刺激一下它在手上的反射区。牙签头尖细可刺激手上的血管，促进血液循环，还可以刺激各个脏器的反射区，这是一种很实用的健身法。

硬币手操疗法

硬币手操疗法是锻炼手指夹物力、刺激手指关节特定部位及侧面，以调节脏腑气血功能的方法。

这种疗法用硬币支撑在人们常忽略的手指内侧面，而且硬币卡在手指间的时间可以长一些，也可以在位置上固定一些，所以能起到类似针灸时留针的效果。另外，使用两指夹住硬币使它不要从指间落下，就是让别人用手去抽取硬币也需费些力气，这种用力夹法一方面可以加强对经络的刺激，另一方面可以使气血在循行的过程中经脉强度更加强劲些。它对于手三阴经和手三阳经大有好处。具体方法如下：

❶ 伸出手掌，掌面朝外，将一枚硬币横放入食指与中指根部指间的指缝里，并以两指用力夹住，以感觉疼胀并可以忍受为度，然后逐渐向离心的方向，即两指顶端指缝中移动仍以两指用力夹住。如此，向上夹取3~4次。此动作有健脾养心的作用，可用于治疗各类神经精神活动异常病变（见图①）。

❷ 伸出手掌，掌面朝外，将一枚硬币横放入中指与无名指指间的根部指缝里，并用两指用力夹住，以自觉疼胀并可以忍受为度，并逐渐向离心方向，即两指顶端指缝中移动，并仍以两指用力夹住。如此向上夹取3~4次。此动作有消积去壅、宣通心膈的作用（见图②）。

❸ 伸出手掌，掌面朝外，将硬币横放夹于小指与无名指之根部指缝中，并用力将两指夹住，以自觉疼痛胀感且可以忍受为度，并逐渐向离心方向，即两指顶端指缝中移动，并仍以两指用力夹住。如此向上夹取3~4次。此动作有消肿祛瘀作用，可治疗外伤疼痛、面部瘀斑、关节肿痛之病症（见图③）。

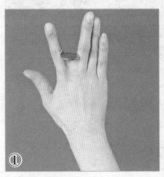 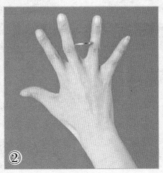 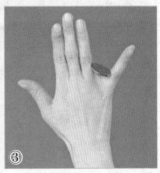

❹ 伸出手掌，掌面朝外，将硬币纵放夹于食指与中指根底部指缝中，并用力以两指夹住，逐渐向离心方向，即指顶端部移行3~4次，以外力不能轻易取出该币为度。此动作有通经络、祛邪气作用。可用于脑卒中及小儿麻痹症（见图❹）。

❺ 同上，将硬币竖放于中指及无名指的根底部指缝里，并用力以两指夹住，逐渐向离心方向即指顶端部移行3~4次，以不能轻易取出该币为度，男左女右。此动作有通便、利水湿的作用，适合于二便失禁、失调病症（见图❺）。

❻ 同上，将硬币竖放于小指与无名指的根部底部指缝里。男左女右。此动作具有通经络、祛邪气、祛寒湿、开诸窍的作用，可用于各种寒证以及手足痹症（见图❻）。

❼ 同上，将硬币扣于掌心之中，5分钟内不使其落下，并以手心逐渐紧缩，使硬币与掌面的接触点增大，并有酸麻胀痛感觉。此动作可用于治疗各种手足抽搐症及脉管炎（见图❼）。

注意事项

1.做此操前，需先将硬币和双手清洗干净，以免因硬币上的细菌过多而引起卫生问题。

2.根据做操人手的大小来选择硬币的大小。

3.根据个人手指的活动程度，选择做操的难易度。应适可而止，切忌超越自己手指的运动极限，以免造成损伤。

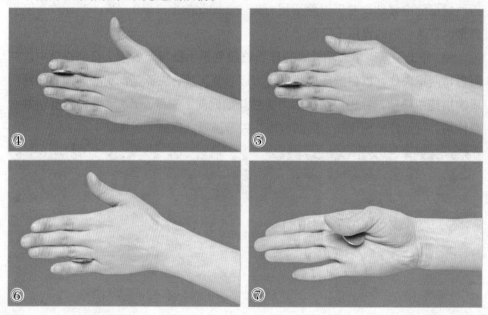

第五章

常见病的手部按摩图解

应用手部按摩调治疾病，大胆、心细、沉着、多变化，是手法应用技巧的总纲。有一句老话叫作『纲举目张』，抓住『纲』，就抓住了手部按摩法的根本，就会在治疗疾病上出现质的飞跃。

慢性疲劳综合征

慢性疲劳综合征是现代高效、快节奏生活方式下出现的一组以长期极度疲劳（包括体力疲劳和脑力疲劳）为突出表现的全身性症候群。

临床主要体现在机体脑神经系统、心血管系统、骨骼肌肉系统功能的疲劳，并可伴有头晕、头痛、失眠、健忘、低热，肌肉、关节疼痛和多种神经精神症状。其基本特征为长时间极度疲劳，休息后不能缓解，去医院检查没有器质性病变。其病因尚不明确。本病多发于20~50岁，与长期脑力和体力过度劳累、饮食生活不规律、工作压力和心理压力过大等精神、环境因素及应激等造成的神经、内分泌、免疫、消化、循环、运动等系统的功能紊乱关系密切。

▌保健指南

❶ 我们可以在清晨闭目养神。每天早晨多给自己留出15分钟的时间闭目养神，可以让人不会感到匆忙而倦怠地展开一天的工作生活。

❷ 我们服用维生素。服用综合维生素或B族维生素制剂，可以促进人体代谢碳水化合物、脂肪、蛋白质，有助于神经与肌肉的运作。

❸ 我们应少吃甜食。糖分会过度激活胰岛素，使血糖发生异常变化，让人产生疲劳感，甚至会坐立难安，还可引发肥胖问题。

❹ 我们可以勤冲澡。沐浴有助于恢复体力，沐浴时，水流会散发阴离子于空气中，可以让人感到快乐、轻松。

❺ 我们可以小睡片刻。并非每个人都需要小睡片刻，但这对年纪较大或者工作繁忙且睡眠不足的年轻人，是十分必要的，最好每天固定在同一时间进行小睡。小睡时间不宜超过1小时。

❻ 我们可以多做减压排毒运动。适量的运动能增强身体活力，改善疲劳的生活状态，而且慢性疲劳综合征的疲劳指的是人们常说的 "心累"，做运动可以使人身心放松，像健走、慢跑、游泳、太极拳、瑜伽等运动都是比较温和且能舒缓紧张情绪的好方法。

按摩反射区

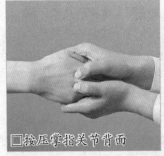
□按压掌指关节背面

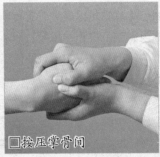
□按压掌骨间

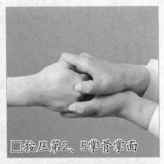
□按压第2、5掌骨掌面

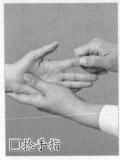
□捻手指

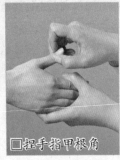
□捏手指甲根角

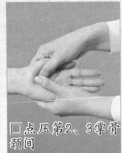
□点压第2、3掌骨颈间

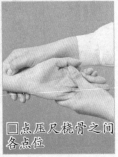
□点压尺桡骨之间各点位

按摩穴位

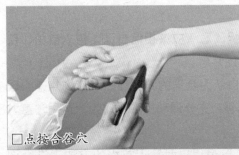
□点按合谷穴

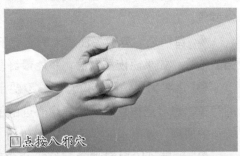
□点按八邪穴

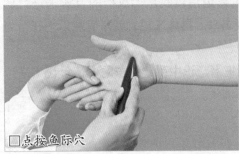
□点按鱼际穴

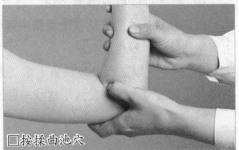
□按揉曲池穴

133

焦虑症

焦虑症又称焦虑性神经症，以广泛性焦虑症（慢性焦虑症）和发作性惊恐状态（急性焦虑症）为主要临床表现，常伴有头晕、胸闷、心悸、呼吸困难、口干、尿频、尿急、出汗、震颤和运动性不安等症。患者的焦虑并非由实际威胁所引起，其紧张惊恐程度与现实情况很不相称。

焦虑症患者常常会表现出焦虑、恐慌和紧张的情绪，感觉最坏的事即将发生，常坐卧不安，缺乏安全感，整天提心吊胆、心烦意乱，对外界事物失去兴趣。严重时，患者常伴有恐惧情绪，对外界刺激易出现惊恐反应，常伴有睡眠障碍和自主神经紊乱现象，如入睡困难、做噩梦、易惊醒、面色苍白或潮红、易出汗、四肢发麻、肌肉跳动、眩晕、心悸、胸部有紧压感或窒息感、食欲缺乏、口干、腹部发胀并有灼热感、便秘或腹泻、尿频、月经不调、性欲缺乏等。

保健指南

❶ 患者应保持情绪稳定。不可大喜大悲，要心宽，凡事要想得开，要使自己的主观思想不断适应客观变化的现实。患者要注意控制自己的情绪，不要轻易发脾气。

❷ 自信是治愈神经性焦虑的必要前提。患者应该相信自己，树立自信、自强的信念，如果能恢复自信，将能最终驱逐焦虑。

❸ 患者需要消除焦虑心理。不要用自认为合理的其他理由来掩饰焦虑心理的存在，患者应树立起消除焦虑心理的信心，充分调动主观能动性，运用注意力转移的原理，及时消除焦虑。

❹ 患者可以自我调节情绪。患者可以运用自我意识放松的方法来进行调节，用自我松弛的方法从紧张情绪中解脱出来。具体来说，就是有意识地在行为上表现得快活、轻松和自信。

❺ 患者可以进行自我反省。患者要把潜意识中引起痛苦的事情诉说出来。必要时可以发泄出来，发泄后症状一般可消失。

┃按摩疗法

按摩反射区

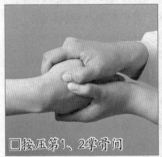
□按压第1、2掌骨间

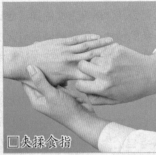
□夹揉食指

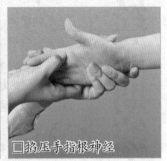
□掐压手指根神经

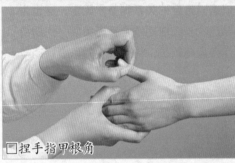
□捏手指甲根角

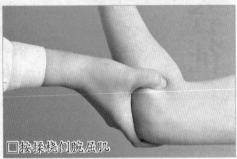
□按揉桡侧腕屈肌

按摩穴位

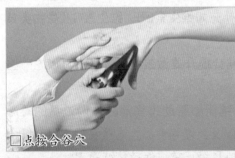
□点按合谷穴

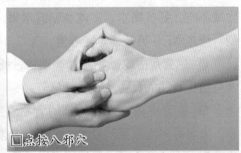
□点按八邪穴

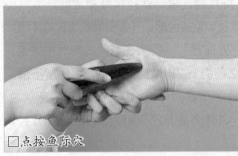
□点按鱼际穴

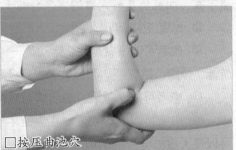
□按压曲池穴

135

经前期综合征

育龄女性在月经前7~14天（即在月经周期的黄体期）反复出现一系列精神、行为及体质等方面的异常症状，月经来潮后症状会迅即消失。由于本病的精神、情绪障碍更为突出，以往曾命名为"经前紧张症""经前期紧张综合征"。近年认为本病症状波及范围广，除精神、神经症状外还涉及几个互不相连的器官、系统，包括多种多样的器质性和功能性症状，故总称为"经前期综合征"。

经前期综合征症状多达150余种，但每一个病人并不都具备所有症状，各人有各自的突出症状，严重程度也因人、因时而异，并非固定不变，但症状的出现与消退同月经的关系则基本固定，这也为本病的特点之一。生育力和孕产次与经前期综合征无关联，病期持续长短不一，症状严重需治疗者病期较长，约有40%的患者病期持续1~5年，10%可持续10年以上。

保健指南

❶ 患者需放松心情，保持乐观、自信的态度。

❷ 患者需少吃甜食。甜食会使人情绪不稳、焦虑，所以患者应尽量少吃甜食或不吃，要多喝水，多吃些新鲜水果，补充如维生素B5、维生素C及生物类黄酮、维生素E、钙、镁等营养素。

❸ 患者需少吃动物脂肪。动物性脂肪会提升雌激素的量，患者可以吃一些含有植物脂肪的食物，以减轻痛苦。

❹ 患者应多吃富含纤维的食物。纤维能够帮助患者清除体内过量的雌激素。患者可多吃蔬菜、豆类、全麦、荞麦以及大麦等食品，这些食物不仅纤维含量丰富，而且还含有大量的镁，有助于维持月经正常、保持情绪稳定。

❺ 患者应少喝酒。酒精会使人感到头痛及加重疲劳感，并会引发吃甜食的冲动。

❻ 患者可以多做运动。运动是一种"万能药"，每天在新鲜的空气中快走、游泳、慢跑、跳舞等。而且患者在月经来之前的1~2周增加运动量，可缓解不适。

❼ 患者可以深呼吸。患者练习缓慢地深呼吸，可以放松心情，缓解症状。

❽ 患者可以泡矿物澡。在浴缸中加入1杯海盐及2杯碳酸氢钠，泡20分钟，可以使人放松全身的肌肉。

按摩反射区

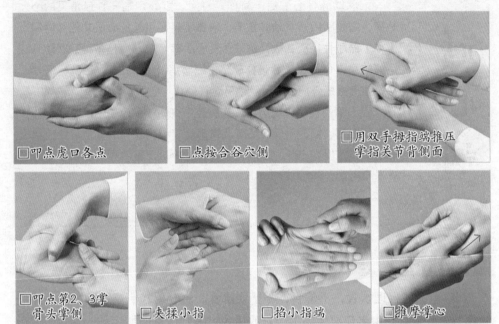

□叩点虎口各点　　□点按合谷穴侧　　□用双手拇指端推压掌指关节背侧面

□叩点第2、3掌骨头掌侧　　□夹揉小指　　□掐小指端　　□推摩掌心

按摩穴位

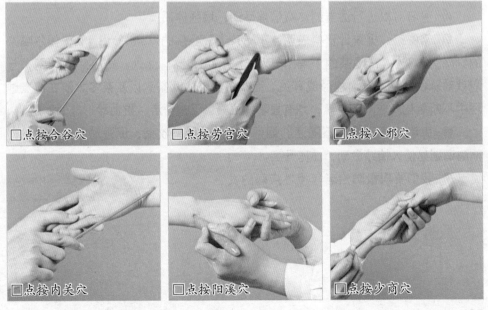

□点按合谷穴　　□点按劳宫穴　　□点按八邪穴

□点按内关穴　　□点按阳溪穴　　□点按少商穴

冠心病

冠状动脉性心脏病，简称冠心病。冠心病是一种最常见的心脏病，它是指因冠状动脉狭窄、供血不足而引起的心肌功能障碍和（或）器质性病变，故又称缺血性心肌病。冠心病是多种冠状动脉病的结果，但冠状动脉粥样硬化占冠心病95%~99%。因此，医学在习惯上把冠心病视为冠状动脉粥样硬化性心脏病。

冠心病的症状表现为发生在胸腔中央的一种压榨性的疼痛，并可迁延至颈、额、手臂、后背及胃部。冠心病发作的其他可能症状有眩晕、气促、出汗、寒战、恶心及昏厥，严重者可能会因为心力衰竭而死亡。

保健指南

❶ 患者应合理饮食，不偏食，不暴饮暴食。患者要控制高胆固醇、高脂肪食物，多吃素食。患者还要控制总热量的摄入，限制体重增加。

❷ 患者的生活要有规律，避免过度紧张。患者应保持足够的睡眠，培养多种情趣。患者还应保持心绪平和，切忌急躁、激动或闷闷不乐。

❸ 患者可以进行适当的体育锻炼活动，增强体质。

❹ 常喝茶。据统计资料表明，不喝茶者冠心病的发病率为3.1%，偶尔喝茶的则降为2.3%，常喝茶的（喝3年以上）只有1.4%。此外，冠心病的加剧，与冠状动脉供血不足及血栓形成有关。而茶多酚中的儿茶素以及茶多本酚在煎煮过程中不断氧化形成的茶色素，均有显著的抗凝、促进纤溶、抗血栓形成的作用。

❺ 患者应不吸烟、不喝酒。烟可使人的动脉壁收缩，促进动脉粥样硬化；而酗酒则易使人情绪激动，血压升高。

❻ 我们要积极防治老年慢性疾病的发生。

按摩反射区

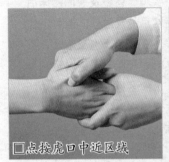
□点按虎口中近区域

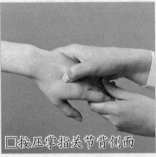
□按压掌指关节背侧面

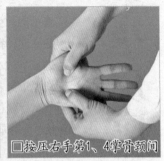
□按压右手第1、4掌骨颈间

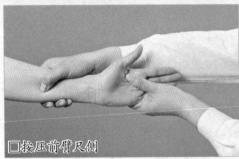
□按压前臂尺侧

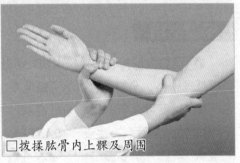
□拨揉肱骨内上髁及周围

按摩穴位

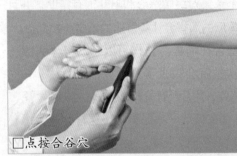
□点按合谷穴

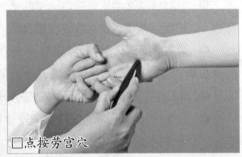
□点按劳宫穴

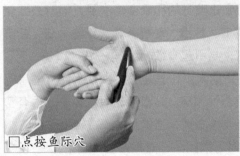
□点按鱼际穴

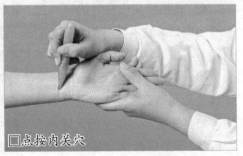
□点按内关穴

早孕反应

部分孕妇在妊娠时会出现轻度恶心、头晕、体倦及晨间起床后空腹状态发生呕吐等现象，这是妊娠早期常见的反应，一般可不作疾病处理，在妊娠12周左右自然消失。孕妇出现严重频繁呕吐，不能进食、进水，从而发生体液平衡失调及新陈代谢障碍，以致营养受到严重影响的情况，才称为妊娠呕吐。本病多见于神经系统功能不稳定、精神过度紧张的年轻初孕妇，其确切病因不明。近年来由于精神、体质的增强及治疗的进展，严重病例已逐渐减少。

保健指南

❶ 孕妇应保持心情轻松愉快。孕吐只不过是机体自我保护的一种本能反应，如果处理得当，孕妇是可以尽可能地减少症状的，对胎儿不会产生不利影响。

❷ 生姜可以帮助缓解孕吐症状。我们将两片硬币大小的生姜，用开水浸泡5~10分钟，然后取出生姜，加入红糖、蜂蜜或柠檬即可给孕妇饮用。

❸ 孕妇一定要多喝水。喝水可以增加身体的代谢，大量的水除了可帮助代谢，还可降低血液中激素的浓度，以减轻身体的不适。

❹ 孕妇可以吃苹果或黄瓜。早起吃一个苹果对缓解恶心和呕吐很有帮助，并且有助于保持肠道畅通；也可以吃一根黄瓜，黄瓜的清香会让不舒服的感觉一扫而光。

❺ 清晨起床前，孕妇可以将一勺蜂蜜含在嘴里。这样可以帮助身体吸收一部分血糖，使血糖浓度不致过低，孕吐的次数就会减少了。

❻ 孕妇应少食多餐。孕妇可将每餐分开来吃，用几顿有营养的小餐代替一顿大餐。

❼ 进食中不要喝汤或饮料。汤及饮料宜在饭后一小时再喝，这样会避免恶心呕吐。孕妇可在起床前先吃一点零食，如几块饼干或米糕，也可以吃几片面包。

❽ 食物要突出视觉的吸引力。我们要让嗅觉的印象变得次要，同时还要使用清淡爽口、富有营养的食物。番茄、黄瓜、辣椒、新鲜香菇、新鲜平菇、新鲜山楂、苹果等，它们色彩鲜艳，营养丰富，易引起食欲。

❾ 孕妇可以适当运动。如果孕妇的活动太少，其恶心、食欲不佳、倦怠等症状就会变得更为严重，长此以往便形成恶性循环。适量运动对减轻孕吐很有帮助，如室外散步、做孕妇保健操等，都可改善心情，强健身体，减轻早孕反应。

❿ 孕妇需避免油烟味。我们在做菜时可以用蒸、煮等方法，避免起油锅。

按摩疗法

按摩反射区

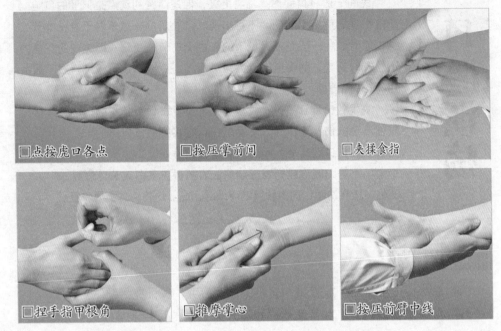

□点按虎口各点　　□按压掌前间　　□夹揉食指

□捏手指甲根角　　□推摩掌心　　□按压前臂中线

按摩穴位

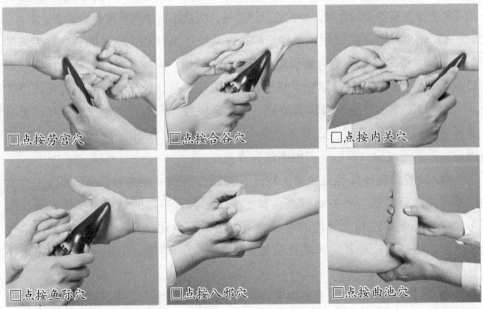

□点按劳宫穴　　□点按合谷穴　　□点按内关穴

□点按鱼际穴　　□点按八邪穴　　□点按曲池穴

口腔溃疡

民间一般将口腔溃疡称为上火，但是西医的观点是95%的口腔溃疡都是由病毒引起的，不可小视。口腔溃疡一般多发于春秋季节交换的时候，一般免疫力低下的人由于季节的变化，而体内的环境不能及时调整，病毒此时就会乘虚而入，造成溃疡。溃疡一般不需用药，1~2周即可自愈。

复发性口腔溃疡是一种以周期性反复发作为特点的口腔黏膜局限性溃疡损伤，可自愈，可发生在口腔黏膜的任何部位。复发性口腔溃疡会在口腔的唇、颊、软腭或齿龈等处的黏膜发生单个或者多个大小不等的圆形或椭圆形溃疡，表面覆盖灰白或黄色假膜，中央凹陷，边界清楚，周围黏膜红而微肿，局部灼痛为其主要特征。

┆ 保健指南

❶ 患者应适当减压，放松精神，避免过度疲劳，保证充足睡眠。

❷ 冬季感冒流行时，如果患者已患有口腔溃疡，可用淡盐水或茶水漱口，保持口腔湿润，有利于溃疡面愈合。

❸ 患者应注意保养，不要过度减肥，每日饮食要摄入足够的蛋白质，要经常食用能补充雌激素的天然食物，如大豆、洋葱等，以能维持体内雌激素的正常分泌。

❹ 如果患者正在试用了某种新牙膏，或吃了某种从没吃过的食物之后患了口腔溃疡，要考虑是不是过敏引起的，要立即停用、停吃。另外，建议用温水漱口，然后将少量原汁蜂蜜敷在溃疡面，多次重复，第二天溃疡就会明显好转。

❺ 口腔溃疡发病时多伴有便秘、口臭等现象，因此应注意排便通畅。患者要多吃新鲜水果和蔬菜，还要多饮水，至少每天要饮1000毫升水，这样可以清理肠胃，防治便秘，有利于口腔溃疡的恢复。

❻ 口腔溃疡多伴有维生素B_2缺乏，用维生素B_2、维生素B_6等B族维生素治疗都是比较有效的。各种新鲜蔬菜和水果中都含有丰富的维生素和矿物质，因此患者可多吃黄色和深绿色的果蔬，至少每天要食用500克蔬菜和水果，以补充缺乏的维生素。此外，患者还应通过饮食牛奶、鸡蛋、小麦胚芽等食物来补充维生素A、锌等。

❼ 口腔溃疡也被认为是身体变弱的信号，因此患者应加强运动，改善体质。

按摩反射区

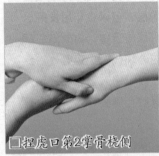
□捏虎口第2掌骨桡侧

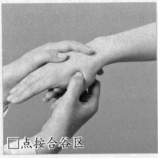
□点按合谷区

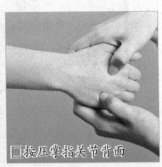
□按压掌指关节背面

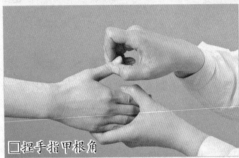
□捏手指甲根角

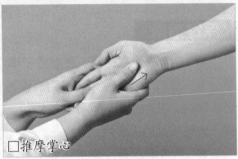
□推摩掌心

按摩穴位

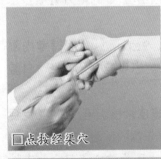
□点按经渠穴

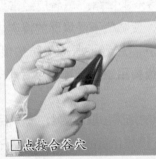
□点按合谷穴

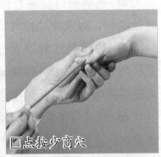
□点按少商穴

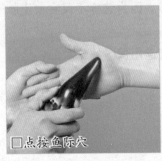
□点按鱼际穴

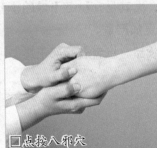
□点按八邪穴

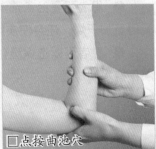
□点按曲池穴

143

干燥症

干燥症是以干眼症、干口症、外分泌腺肿等为主的一种慢性自身免疫性结缔组织疾病，可发生于各个年龄层，但以中年后发病居多，女性的发病率高于男性。该病的发生可能与遗传、内分泌、病毒感染有关，确切病因尚不清楚。目前国内外现代医学无有效治疗药物，只能对症处理，如眼干用人工眼泪、口干用人工唾液等。疾病晚期则可能侵犯内脏器官，包括肺脏、肾脏、肝脏等。也有少数病人可能罹患恶性肿瘤，尤其是淋巴瘤。

保健指南

❶ 患者要注意补水。患者宜多喝水、粥、豆浆，多吃些白萝卜、莲藕、荸荠、梨、蜂蜜等润肺生津、养阴清燥的食物。特别是梨有生津止渴、止咳化痰、清热降火、养血生肌、润肺去燥的功能，很适宜有内热，出现肺热咳嗽、咽干喉痛、大便干结的人食用。

❷ 患者要尽量少食或不食燥热、油炸、肥腻食物，如葱、姜、蒜、胡椒等。这样可以防止加重干燥症状。

❸ 患者平时应注意保持乐观情绪。患者应经常到空气新鲜的地方去散步，吐故纳新，以收敛"神气"，使肺气不受燥邪的侵害。

❹ 患者需注意日常保养。患者平时应戴防护镜，避光避风，保持室内湿润；因唾液分泌少，保护牙齿要用杀菌牙膏，饭后漱口。患者若有牙周炎、口腔真菌感染等症，应及时治疗。

❺ 患者可多食滋阴润燥的汤粥。取2个梨，洗净后连皮带核切碎，加100克粳米煮粥。该粥具有生津润燥、清热化痰的功效，患者可在干燥的秋季多食用。

❻ 患者不要经常洗澡，尤其是在秋冬干燥的季节。因为这样不仅会使皮肤变得更加干燥，还会使疾病更加严重。

❼ 患者可以选保湿化妆品。患者若脸部干燥，可选用保湿的化妆品，让脸部保持水润舒适。

按摩疗法

按摩反射区

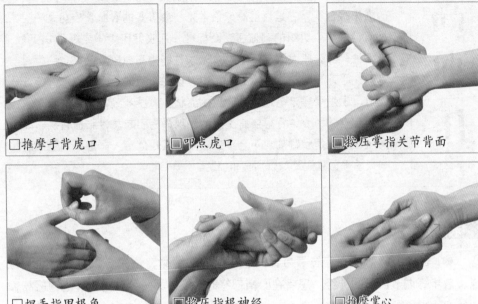

□推摩手背虎口

□叩点虎口

□按压掌指关节背面

□捏手指甲根角

■掐压指根神经

□推摩掌心

按摩穴位

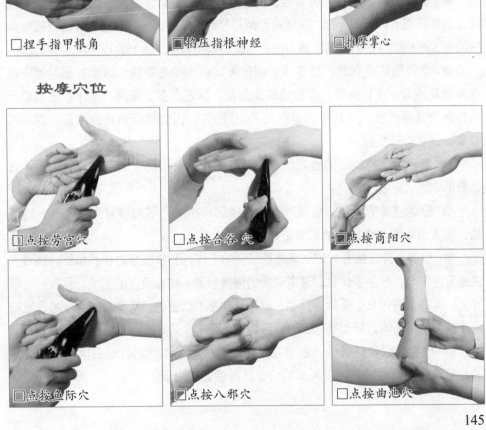

□点按劳宫穴

□点按合谷穴

□点按商阳穴

□点按鱼际穴

■点按八邪穴

□点按曲池穴

高血压

高血压是一种以体循环动脉收缩压和（或）舒张压升高为特征的临床综合征，它是目前临床最常见、最重要的心血管疾病之一。按照世界卫生组织的高血压诊断标准，凡收缩压大于或等于140毫米汞柱，舒张压大于或等于90毫米汞柱即为高血压。头痛、头晕、耳鸣、心悸、眼花、注意力不集中、记忆力减退、手脚麻木、疲乏无力、易烦躁等是高血压较常见的症状。血压若经常持续在较高水平，会有脑、心、肾等器官受损的表现，易引起急性脑血管病、高血压性心脏病和肾功能不全等症。高血压是危害人体健康和生命的一大杀手，我们要加以预防和控制。

保健指南

❶ 患者需调畅情志。患者可保持轻松愉快的情绪，避免过度紧张，也可做操、散步等调节自己的神经。患者在心情郁怒时，要转移一下注意力，通过轻松愉快的方式来松弛自己的情绪。高血压患者最忌情绪激动、暴怒，以防发生脑出血。

❷ 患者需饮食有节。患者应节制日常饮食，少吃脂肪、甜食，肥胖者应控制食量及热量，减轻体重。饮食以清淡为主，患者应多食蔬菜、水果。患者要严格控制食盐摄入量，食盐摄入量每日不超过5克，因为盐能使水分潴留，增加血容量，加重心脏负担。

❸ 患者需保持良好的睡眠状态。患者可在睡前用温水浸泡脚，避免看紧张恐怖的电影、电视。

❹ 患者应戒烟少酒。少量喝酒可使微循环扩张，增加血管弹性，有一定好处，但大量喝酒及喝烈性酒则肯定是有害无益的。

❺ 患者应劳逸结合。如从事高度紧张的工作，要掌握好对自己情绪的调节，注意劳逸结合，尽量多休息，避免有害的慢性刺激（如噪声）的影响。休息包括精神上、体力上的休息。重体力劳动、剧烈运动是不适宜的，负重、长跑、搬运重物应予禁止，但轻体力劳动是可以的，因为长期卧床并无好处。

❻ 患者可以坚持锻炼。患者应坚持打太极拳、练气功，每日早晚各一次，这样可改善血液循环，减少外周阻力，从而使血压降低。

按摩反射区

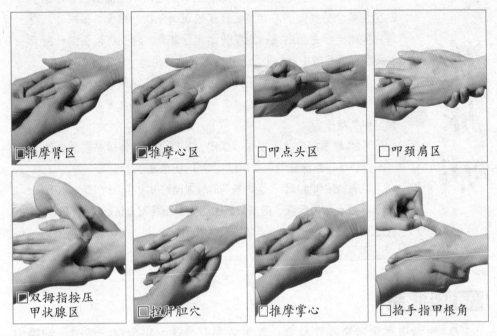

☐推摩肾区 ☐推摩心区 ☐叩点头区 ☐叩颈肩区

☑双拇指按压
甲状腺区 ☐捏肝胆穴 ☐推摩掌心 ☐掐手指甲根角

按摩穴位

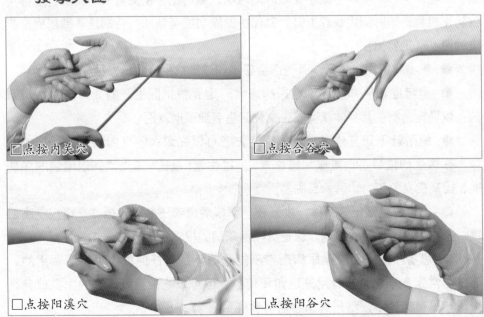

☐点按内关穴 ☐点按合谷穴

☐点按阳溪穴 ☐点按阳谷穴

糖尿病

糖尿病是由体内胰岛素分泌的绝对或相对不足而引起糖代谢紊乱为主的全身性疾病。其主要临床表现为多饮、多食、多尿、消瘦等，同时还伴有蛋白质、脂肪代谢相继紊乱，特别是以脂肪代谢紊乱而引起酮症酸中毒、失水、昏迷等最为常见。

糖尿病要早发现、早治疗。目前临床测定糖尿病的标准是按照世界卫生组织糖尿病专家委员会制定的标准，符合下列条件之一者即可诊断糖尿病：

1.有糖尿病症状（多尿、烦渴，原因不明的体重减轻及典型三多一少等），空腹血糖两次超过或等于7.8毫摩尔/升。

2.有糖尿病症状，一天内任何时候血糖超过或等于11.1毫摩尔/升。

3.疑有糖尿病者，应做口服8.75克葡萄糖耐量试验(OGTT)，服糖后2小时血糖超过或等于11.1毫摩尔/升。

保健指南

❶ 患者应尽量避免暴饮暴食，其生活要有规律。患者在吃饭时要细嚼慢咽，多吃蔬菜。患者尽可能不在短时间内吃含葡萄糖、蔗糖量大的食物，这样可以防止血糖在短时间内快速上升，对保护胰腺功能有帮助，特别是有糖尿病家族史的朋友一定要记住。

❷ 患者应慎用抗生素。有些病毒感染和过量抗生素会诱发糖尿病。

❸ 患者应遵医嘱服药。糖尿病患者一定要根据医生开的处方按时按量服药，以稳定血糖。若身体状况发生变化，患者要及时就医。

❹ 糖耐量不正常或有糖尿病家族史者可以在最大限度内防止糖尿病的发生。在医生的指导下适量服用维生素C、维生素E及B族维生素，以增强胰腺功能，提高自身免疫力，清除自由基。

❺ 患者应经常锻炼身体，少熬夜。糖尿病患者还必须遵循"严格控制高血糖，坚持治疗达标"的原则，这是治疗糖尿病的根本保证。

❻ 患者不能吃糖。糖尿病患者不能吃糖不是指任何糖类都不能食用的，而是日常饮食不能直接食用蔗糖和葡萄糖，但可以吃果糖。蜂蜜的主要成分是果糖与葡萄糖，所以糖尿病患者需慎食蜂蜜。

按摩疗法

按摩反射区

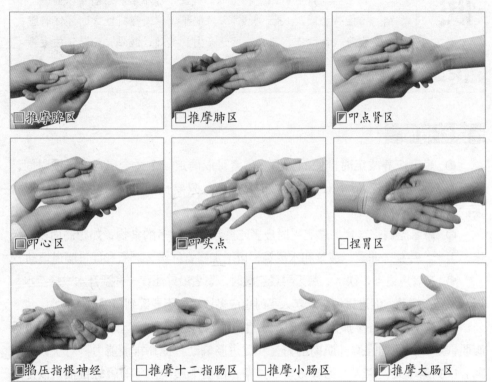

□推摩脾区　　□推摩肺区　　☑叩点肾区

□叩心区　　□叩头点　　□捏胃区

☑掐压指根神经　　□推摩十二指肠区　　□推摩小肠区　　☑推摩大肠区

按摩穴位

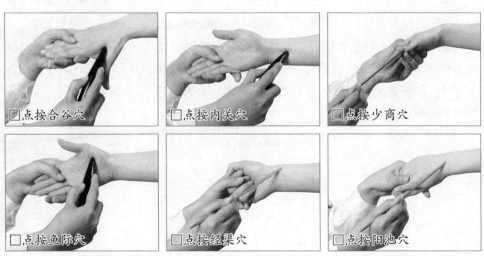

☑点按合谷穴　　□点按内关穴　　□点按少商穴

□点按鱼际穴　　□点按经渠穴　　□点按阳池穴

便秘

便秘指大便次数减少和（或）粪便干燥难解。患者常以粪便干结、排便费力或2~3天排便1次为主要症状，在排便之时还伴有腹痛、腹胀、食欲差、恶心、疲乏无力、头痛、眩晕，口苦、失眠等症状。

保健指南

❶ 患者应养成定时排便的习惯。患者可以确定一个适合自己的排便时间，不管有无便意或能不能排出，都要按时蹲厕所，只要长期坚持，就会形成定时排便的条件反射。

❷ 患者应调整饮食。患者平时应多吃些含纤维素多的食物，如粗制面粉、糙米、玉米、芹菜、韭菜、菠菜和水果等，以增加膳食纤维，刺激和促进肠道蠕动。

❸ 患者应适当多饮水。每天早晨空腹时，患者最好能饮一杯温开水或蜂蜜水，以增加肠道蠕动，促进排便。老年人平时也应多饮水，不要等到口渴时才喝水。

❹ 患者应适当参加体育运动。患者应适当地参加体育运动，特别是要进行腹肌锻炼，以便增强腹部肌肉的力量和促进肠蠕动，提高排便能力。对于因病长期卧床的老年人，家人可给其做腹部按摩，由右上腹向左下腹轻轻推按，以促进肠道蠕动。

❺ 患者应保持乐观的情绪。精神紧张、焦虑等不良情绪可能会导致或加重便秘。因此，患者要保持心情愉快，不要动不动就生气上火，以减少便秘的发生。

❻ 患者可进行药物治疗。患者在排便困难时可使用药物帮助排便，可口服药用级液状石蜡、麻仁润肠丸、牛黄解毒片、乳果糖等，或用番泻叶冲水饮用，也可往肛门里置入开塞露或甘油栓，或用肥皂水灌肠等。

按摩反射区

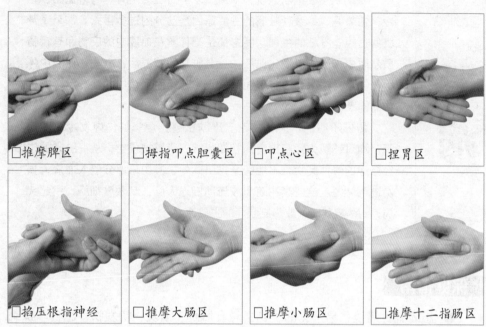

□推摩脾区　　□拇指叩点胆囊区　　□叩点心区　　□捏胃区

□掐压根指神经　　□推摩大肠区　　□推摩小肠区　　□推摩十二指肠区

按摩穴位

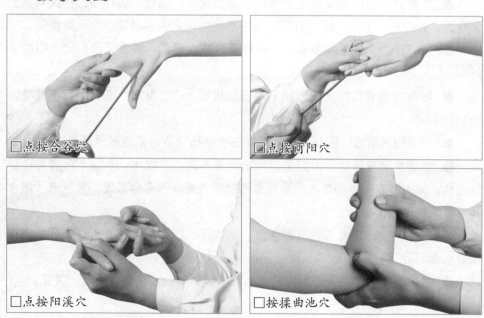

□点按合谷穴　　□点按商阳穴

□点按阳溪穴　　□按揉曲池穴

肾病

肾病的主要症状表现为血尿、水肿、血压上升、有倦怠感、怕冷、怕热等。导致肾脏病的主要原因是盐分的过多摄入，加重了肾脏的负担。肾脏的生理功能主要是把停留在血液中的废物和有害物质从尿中排出，以净化血液。当肾脏功能减弱后，废物在血液中停留，使全身组织和器官不能继续正常地得到血液中的营养，影响机体的健康。

原因不明的水肿、疲乏、皮肤松解、湿疹、体内发冷、腰痛等，均可怀疑为肾脏损害的初期症状。肾脏被侵害，从肝脏来的未经处理的酸性废物，不能完全排出体外，其中一部分混入血液，再次进入体内。这些废物随血液流动侵入大脑，刺激脑细胞，引起头痛；到达皮肤时，成为皮肤病的主要原因。

保健指南

❶ 患者宜食清淡、易消化的食物，忌食海鲜、酒及一切发物，忌食辛辣刺激性食物等。

❷ 患者宜食新鲜蔬菜和适量水果，适当饮水；忌食一切补品、补药及易上火食品，如辣椒、荔枝、巧克力等。特别是阴虚内热的患者要忌食此类食品。

❸ 所有肾病患者禁用新霉素、链霉素、庆大霉素、关木通及自动免疫的注射剂。

❹ 尿毒症患者保持大便通畅，每日应排便2~3次为宜。患者尽量不熬夜，节制性生活。

❺ 已服用激素者，应根据具体情况在医师指导下递减激素用量与次数。

❻ 水肿重者应忌盐，限制蛋白食物的摄入量，少饮水；水肿不重者可稍进低钠盐；无水肿者不限制饮水和蛋白食物的摄入量，可多食苹果、黑芝麻、黑木耳等养阴降火的食品。

❼ 尿毒症血钾高者忌食高钾食品，如香蕉、柑橘、土豆、西红柿等。血钾低的患者则相反。

❽ 血尿酸高者应忌食动物内脏、鱼虾蟹蚌、啤酒、菇类、豆类、菠菜。

按摩反射区

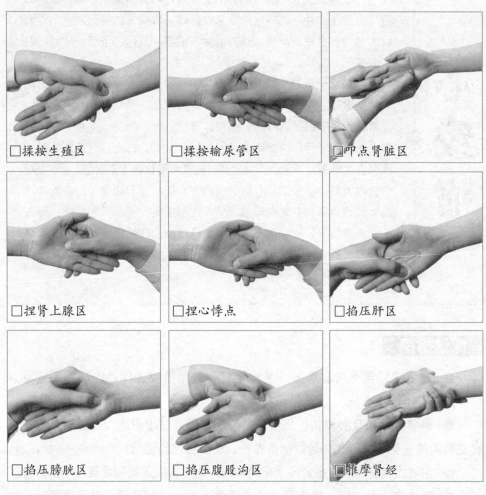

□揉按生殖区

□揉按输尿管区

□叩点肾脏区

□捏肾上腺区

□捏心悸点

□掐压肝区

□掐压膀胱区

□掐压腹股沟区

□锥摩肾经

按摩穴位

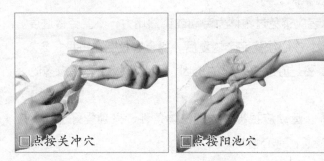

□点按关冲穴

□点按阳池穴

□点按合谷穴

心绞痛

心绞痛的典型部位是胸骨的上中段，胸骨后偏左、偏心脏的部位发生呈压榨性、憋闷性或窒息性疼痛。疼痛常放射到左肩，左肩前内侧到无名指、小指，有时放射至咽喉、颈部、下颌、牙齿、左肩胛甚至上腹部。

心绞痛一般是突然发病，疼痛发作常有诱发原因，常见的诱因是情绪激动、发怒、兴奋、焦虑、体力劳动、吸烟等。心绞痛发作时常有面色苍白、出冷汗、极度疲劳、心悸、胸闷、头晕，甚至晕厥、呼吸困难等，持续疼痛时间为1~5分钟，休息后可逐渐缓解。西医会让患者舌下含硝酸甘油制剂丸或使用甘油气雾喷剂，可在1~2分钟内缓解。中医认为心痛的病因有本虚、标实两类。以虚为本，尤以气虚为主，常兼有阳虚，病体久阳损阴，多有气阴两虚；而血瘀、痰湿为标，心痛者不通则痛，是血瘀造成的结果。手足按摩可消除患者的心理紧张和情绪急躁，使之气血平和，心绪平静，还可改善相应脏器的微循环。

┃保健指南

❶ 患者应起居有常。患者应早睡早起，避免熬夜工作，临睡前不宜看紧张、恐怖的小说和电视。

❷ 患者应保持身心愉快。患者忌暴怒、惊恐、过度思虑以及过喜。患者可在庭院内种些花草，养几条鱼以怡情养性，调节自己的情绪。

❸ 患者饮食宜清淡，多食易消化的食物，吃足够的蔬菜和水果，少食多餐。

❹ 患者应戒烟少酒。患者可少量饮啤酒、黄酒、葡萄酒等低度酒可促进血脉流通，气血调和，烈性酒在禁忌之列。

❺ 患者应劳逸结合。患者应避免过重体力劳动或突然用力，不要劳累过度。饱餐后不宜运动，应注意保暖。在心绞痛完全恢复后，房事宜控制在每月1~2次。

❻ 患者需纠正便秘。便秘是心绞痛发作的诱因，因此心绞痛患者应多吃润肠通便的食物。

❼ 患者需加强体育锻炼。运动应根据各人的身体条件、兴趣爱好选择，应量力而行，使全身气血流动畅通，身心愉悦即可。

按摩疗法

按摩反射区

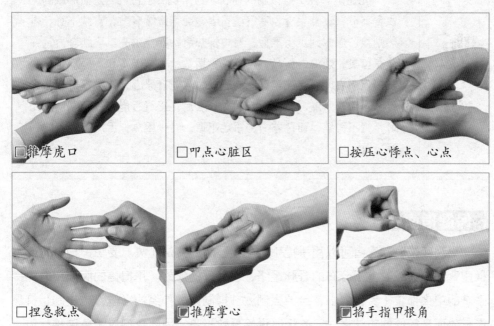

□推摩虎口　　□叩点心脏区　　□按压心悸点、心点

□掐急救点　　□推摩掌心　　□掐手指甲根角

按摩穴位

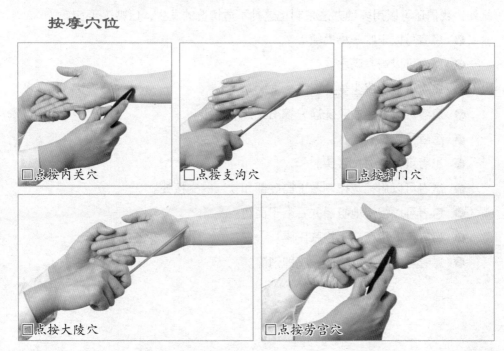

□点按内关穴　　□点按支沟穴　　□点按神门穴

□点按大陵穴　　□点按劳宫穴

呃逆

呃逆是一种不能自制的症状，通常是由于胃气上逆而形成的。饮食不节，过食生冷，寒气蕴胃者，呃声沉缓有力，胃脘不舒，得热则减、遇寒则更为严重；胃中燥热者，呃声洪亮，连续有力，并伴有口臭、烦渴、面赤、苔黄、脉滑数；因情志不和，肝郁犯胃，气郁痰阴者，呃逆连声，胸胁胀闷，或时有恶心、饮食不下、头目昏眩、舌苔薄腻、脉弦滑；因久病之后，正气亏虚者，呃声低沉无力，气不得续，面色苍白，手足不温，食少困怠，舌淡苍白，脉细弱无力。

保健指南

出现呃逆时，患者可以用手搓手背的横膈膜的方法止嗝。受惊，拍打背部，揉压背部中央线、上下分布的督脉经络，也有好的疗效。用拇指的腹部用力揉搓手掌的中央部位（劳宫穴），给予强刺激，抑制自主神经的兴奋，也是制止打嗝最有效而又简便的方法之一。吃饭时说笑易致打嗝，因此我们应避免这种行为。此外，我们还可以用多种办法来制止这种不适情况的发生，以减少苦恼。

❶ 患者可以干吃一小匙糖。

❷ 患者可以弯身喝水。

❸ 患者可以嚼服生姜片。

❹ 患者可以将生韭菜洗净，榨出菜汁后口服。

❺ 患者可以憋气喝水。

❻ 患者可以用力拉舌头。

❼ 患者可以用棉花棒刺激上腭硬部和软部的交接处。

❽ 患者可以慢慢地咀嚼并吞咽干面包。

❾ 患者可以用两只手抱膝压胸。

❿ 患者可以喝一口食醋，嗝即消除。

按摩疗法

按摩反射区

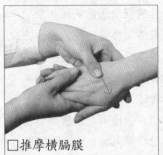
□推摩横膈膜

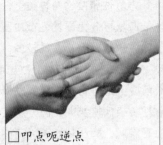
□叩点呃逆点

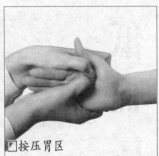
□按压胃区

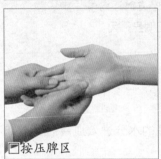
□按压脾区

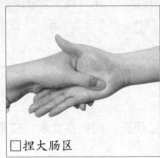
□捏大肠区

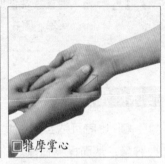
□推摩掌心

按摩穴位

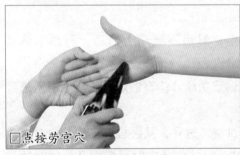
□点按劳宫穴

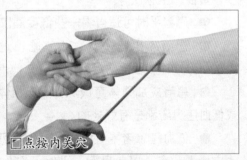
□点按内关穴

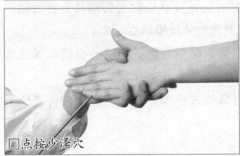
□点按少泽穴

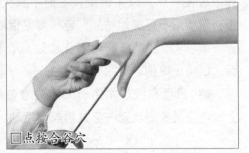
□点按合谷穴

低血压

当一个人的肱动脉血压小于60/90毫米汞柱时，即可诊断为低血压。这种病可分为急性和慢性两种类型，急性低血压常表现为晕厥和休克，慢性低血压可分为原发性低血压与继发性低血压。原发性低血压多见于体质较瘦弱者，女性较多，多数患者没有自觉症状，只是在体检时才发现这种状况，少数患者则有易疲劳、头痛、头晕、心悸或心前区不适等特征；继发性低血压，病因明确，常见于脊髓疾病、急性传染病恢复期、内分泌疾病、慢性消耗性疾病与营养不良、心血管疾病、降压药和镇静药的应用等方面。此外，特发性直立性低血压常见于中年以上患者，于站立时逐渐发生虚弱感、头晕、眼花、腿软、眩晕及至晕厥，一般无明显原因。

保健指南

❶ 患者可适当增加食盐用量，同时多饮水，较多的水分进入血液后可增加血容量，从而提高血压。

❷ 患者需增加营养摄取，可适当多吃一些有利于调节血压的滋补品，如人参、黄芪、生脉饮等。

❸ 患者平时可适当喝一些低度酒以提高血压。

❹ 患者应少吃多餐，不宜吃得过饱；餐后不要马上活动，可适当休息（30~60分钟）后再站起行走或干其他事。

❺ 患者应加强体育锻炼，提高机体调节功能。体育锻炼无论对高血压患者或低血压患者都是有好处的。

❻ 低血压患者平时应注意动作不可过快、过猛，从卧位或坐位起立时，动作应缓慢一点，以免晕倒；平时不宜久站，呈站立状态时要每隔几分钟活动一下；弯腰后不可突然站起，应扶墙或借助其他物体缓慢起立。

❼ 排尿性低血压患者还应注意，在排尿时最好用手扶住一样较牢固的东西，以防止摔倒。

❽ 患者在洗热水浴时要事先准备好浴垫或小椅子，洗时坐在浴垫或椅子上，洗完后要适当躺一会儿再起身活动。

按摩反射区

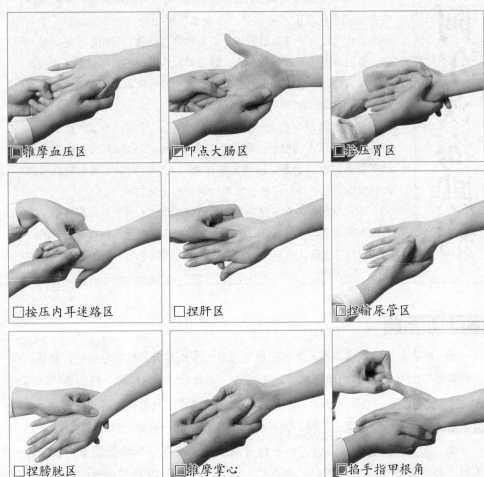

□ 雅摩血压区

□ 叩点大肠区

□ 按压胃区

□ 按压内耳迷路区

□ 捏肝区

□ 捏输尿管区

□ 捏膀胱区

□ 雅摩掌心

□ 掐手指甲根角

按摩穴位

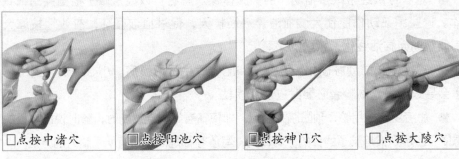

□ 点按中渚穴

□ 点按阳池穴

□ 点按神门穴

□ 点按大陵穴

阿尔茨海默病

阿尔茨海默病是以大脑的萎缩和脑变性为病理的一种老年人疾病，早期症状多由人格改变，患者表现出主观、任性、顽固迂执的一面，也可能会变得自私狭隘，不喜欢与人交往，情绪不稳定，易激怒，有时吵闹，无故打骂家人，缺乏羞耻和道德感，不讲卫生，甚至生活难以自理。病情加重时，患者的表现低级意识增强，甚至当众裸体，也可能做出违法行为。

阿尔茨海默病的另一显著症状是记忆力障碍，患者常找不到家门，不记得家人和自己的名字，还易多疑。在躯体方面，患者会看起来苍老，发白齿落，肌肉萎缩，面色无光。阿尔茨海默病患者的大脑皮质萎缩，脑回变窄，脑沟加深，脑细胞数减少。

中医认为，本病多是由于久病气血亏虚，心神失养，肝肾不足，脑髓不充而至，多是虚证。临床上重症患者常表现为终日不语，闭门独处，口中呢喃，言词颠倒，或忽哭忽笑，或不吃不喝，不知饥饿。

┃ 保健指南

❶ 患者要保持饮食均衡。患者应避免摄取过多的盐分及动物性脂肪，蛋白质、食物纤维、维生素、矿物质等都要均衡摄取，多食用富含B12和叶酸的食物。富含B12的食物有雏菊、香菇、大豆、鸡蛋、牛奶、动物肾脏及各种发酵的豆制品等；叶酸丰富的食物有绿叶蔬菜、柑橘、西红柿、菜花、西瓜、菌类、酵母和牛肉。

❷ 患者可以快步走。患者可于每天清晨及傍晚在空气清新的地方快步走一小时。快步走可以运动腰下部的紧张肌，提高摄氧量，有助于刺激脑细胞，对阿尔茨海默病有预防作用。

❸ 患者可以经常做手指动作的头脑体操。患者可以经常做十指指尖的细致活动。这些手部动作能使大脑血液流动面扩大，促进血液循环，有效地按摩大脑，能帮助大脑活泼化，预防痴呆。

❹ 患者应预防动脉硬化、高血压和肥胖等生活习惯病。小心跌倒，头部摔伤也会导致痴呆。高龄者必要时应使用拐杖。

❺ 患者要积极用脑，预防脑力衰退。即使在看电视连续剧时，随时说出自己的感想便可以达到锻炼脑子的目的。写日记、写信等都是简单而有助于脑力的方法。

按摩反射区

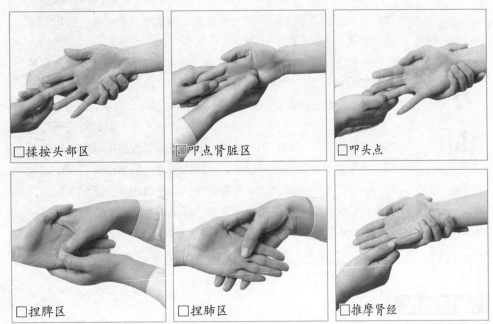

□揉按头部区　　□叩点肾脏区　　□叩头点

□捏脾区　　□捏肺区　　□推摩肾经

按摩穴位

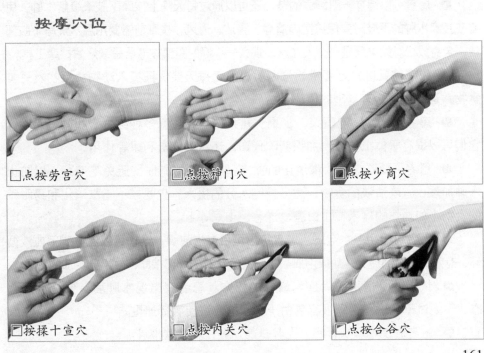

□点按劳宫穴　　□点按神门穴　　□点按少商穴

□按揉十宣穴　　□点按内关穴　　□点按合谷穴

水肿

水肿是由于体内增加太多水分，水液代谢障碍，排尿困难，而使水液停留在皮下组织的一种病症。体重增加的同时，会出现眼皮、脚踝、小腿等的水肿。

一个人如果长久站立、在椅子上久坐、蹲着时间较长，也容易发生水肿，可同时出现足循环系统障碍、发冷和足麻木等。此外，患者身上同时还能见到头痛、发烧、眩晕、恶心、腹水等症。

若从脸部开始水肿，继而扩大到全身时，患肾脏病的可能性很高。若从脚开始水肿，则可能是心脏病、低蛋白血症、肝硬化等。以上的水肿，外表可见肿起来，用指尖压迫，则出现凹陷指迹。眼睑、头皮处是很容易产生水肿的部位，它是血液中一部分水液从血管渗出停留在组织间隙所致。若用手压也不会凹陷，仍然水肿，可能是甲状腺功能低下或药物不良反应所引起的。

保健指南

❶ 患者可以选择一双舒适的鞋，还可以通过每天晚上按摩下肢来缓解水肿。患者在按摩水肿的下肢时要保持室内清静、整洁、通风，按摩前需要用温水洗净下肢部位，全身放松。如果只是一个人在家，那么一个好的腿部按摩器是最好的按摩工具。

❷ 患者需要进食足够量的蛋白质。患者每天要保证摄入动物类食物及豆类食物，这类食物含有丰富的优质蛋白质。

❸ 患者可以经常吃蔬菜、水果。蔬菜、水果含有多种维生素和微量元素，它们可以提高机体抵抗力，加强新陈代谢，还具有解毒利尿等作用。

❹ 患者不要吃过咸、难消化的食物。患者在水肿时要避免吃咸菜，以防止水肿加重；宜吃清淡的食物，适当控制水分的摄入；少吃或不吃难消化和易胀气的食物（如油炸的糯米糕、白薯、洋葱、土豆等）。

❺ 患者可以用温水泡脚。患者每天可用温水泡脚，这样可以促进脚部血液循环，有效缓解脚部疲劳，如果泡脚后再进行几分钟的脚部按摩，效果会更加的明显。

❻ 快乐的心情是医治疾病最好的秘方。患者在出现水肿后，要调整好心态，不要过于焦虑，否则很容易由于错误的方法使病情加重。

❼ 患者应少吃辛辣食物。尤其是葱、姜、蒜、辣椒等。

按摩反射区

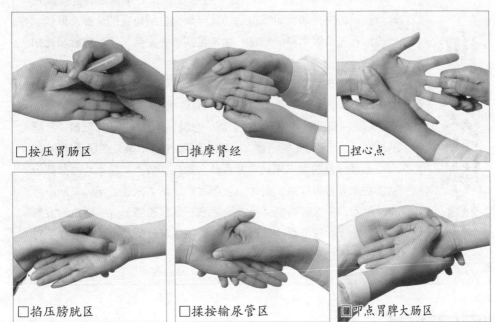

□按压胃肠区　　□推摩肾经　　□捏心点

□掐压膀胱区　　□揉按输尿管区　　■叩点胃脾大肠区

按摩穴位

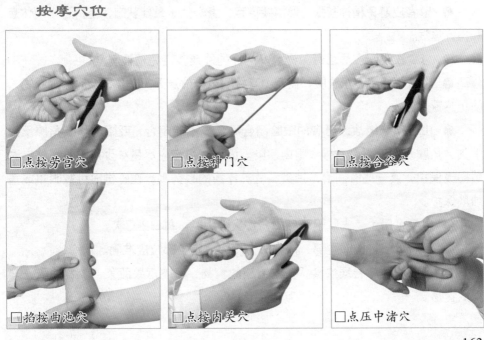

□点按劳宫穴　　□点按神门穴　　□点按合谷穴

□掐按曲池穴　　□点按内关穴　　□点压中渚穴

面神经麻痹

面神经麻痹又叫面瘫，是一种急性发作的单侧面神经周围性麻痹，是以面部表情肌群运动功能障碍为主要特征的一种常见病，一般症状是口眼㖞斜。它是一种常见病、多发病，不受年龄和性别限制。

患者常在清晨洗脸、漱口时发现口眼㖞斜、面肌麻痹，病侧面部的表情肌运动功能丧失，额纹丧失，眼裂增大，鼻唇沟消失，口角下垂，口歪向健侧，病侧不能做皱眉、瞪眼、闭眼、露齿、吹哨、鼓腮的动作，上下眼睑不能闭合，病侧常流泪、流涎，食物滞留于牙龈。

面神经麻痹大多采用中西医结合治疗，针灸、按摩对面部神经的恢复具有显著效果。西医一般用激素、维生素等治疗，长期不愈要做手术；中医则辨证采用疏风散寒、活血通络、益气活血的方剂治疗。此外，磁电疗法、理疗、穴位注射和针灸及中医单验方等对面神经麻痹的恢复均有一定的疗效。

保健指南

❶ 患者应避免精神紧张，使情绪稳定，身心处于最佳状态，坚持适当的休息和良好睡眠。

❷ 患者在夜间应尽量避免受风寒之邪的侵袭，避免精神刺激。

❸ 患者不能用冷水洗脸，需避免直接吹风，注意天气变化，及时添加衣物，防止感冒。

❹ 由于疾病缘故，患者的眼睑闭合不全或不能闭合，眨眼动作及角膜反射消失，角膜长期外露，易导致眼内感染。因此，患者应尽量减少用眼，在外出时戴墨镜保护，滴一些有润滑、消炎、营养作用的眼药水；在睡觉时可戴眼罩或盖纱块保护。

❺ 患者可用生姜末敷于面瘫侧，每次半小时。每日2~3次。

❻ 患者可坚持按摩脸部，按摩时力度要适宜，部位应准确。

❼ 患者需注意合理饮食，多吃清淡的食物，多吃瓜果蔬菜，少食油腻、辛辣的食物。

按摩疗法

按摩反射区

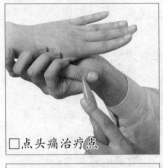
□点头痛治疗点

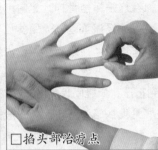
□掐头部治疗点

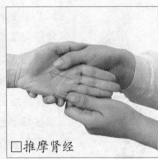
□推摩肾经

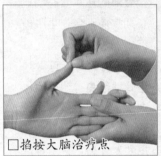
□掐按大脑治疗点

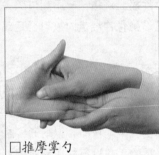
□推摩掌勺

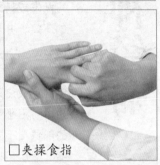
□夹揉食指

按摩穴位

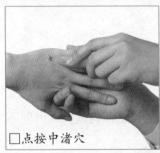
□点按中渚穴

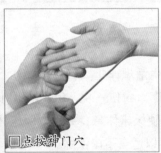
□点按神门穴

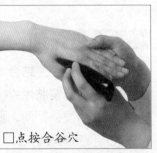
□点按合谷穴

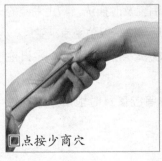
□点按少商穴

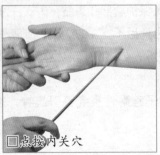
□点按内关穴

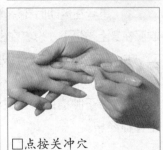
□点按关冲穴

坐骨神经痛

坐骨神经是人体内最长、最粗大的神经，它上起腰骶部、下至足背，坐骨神经痛是指坐骨神经走向产生疼痛，是一种症状而非病理性改变。坐骨神经痛可以分为原发性坐骨神经痛和继发性坐骨神经痛两种，原发性坐骨神经痛原因多为坐骨神经的间质性神经炎症；继发性坐骨神经痛占绝大多数，是由于坐骨神经干损伤和间接使坐骨神经受到挤压，如椎间盘突出、肿瘤、结核性感染等。

坐骨神经痛常发病于中青年人，一般并无外伤损害，偶感风寒即有可能发病。疼痛往往自腰部开始，向下蔓延，可突发疼痛，也可渐发或持续疼痛。疼痛一般不超过膝关节，臀部的环跳穴有明显的压痛，并可沿坐骨神经走向放射至足部。长期疼痛则会产生肌肉萎缩。

坐骨神经痛一般采用压痛点封闭疗法，在环跳穴附近可做烤电理疗或热敷以缓解疼痛。推拿按摩对治疗坐骨神经痛有明显的作用，可沿坐骨神经走向采用㨰法、擦法、按压法、揉法，即对痛感的部位自下向上轻柔地按摩，以疏通经络、活血化瘀，防止肌肉萎缩。然后用略重的手法进行按压和摩擦，至皮肤发红为止，不可过于用力，以舒服感为度。

保健指南

❶ 患者要劳逸结合，生活规律化。

❷ 配合患侧肢体的按摩，每日一次，每次半小时，收效较好。

❸ 患者发病期间，要硬板床休息，并且以卧床休息为主，但是卧床时间不宜过久，待疼痛缓解后，可以适当下床锻炼。

❹ 患者在运动时要注意保护腰部和患肢，内衣汗湿后要及时换洗，防止潮湿的衣服在身上被焐干。患者在出汗后不宜立即洗澡，待落汗后再洗，以防受凉、受风。

❺ 患者应加强体育锻炼，如多做腰肌锻炼、打太极拳等体育锻炼。平日注意活动和劳动的姿势。

❻ 由于肿瘤的压迫或子宫附件炎症等引起者，患者应该及时地治疗原发性坐骨神经痛。

按摩疗法

按摩反射区

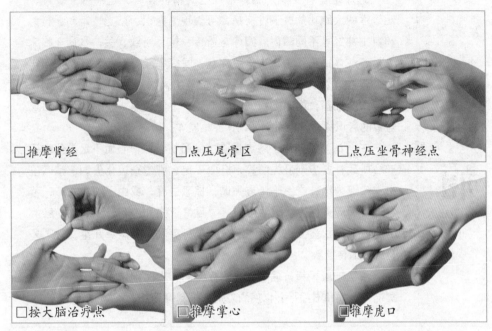

□推摩肾经　　□点压尾骨区　　□点压坐骨神经点

□按大脑治疗点　　□推摩掌心　　□推摩虎口

按摩穴位

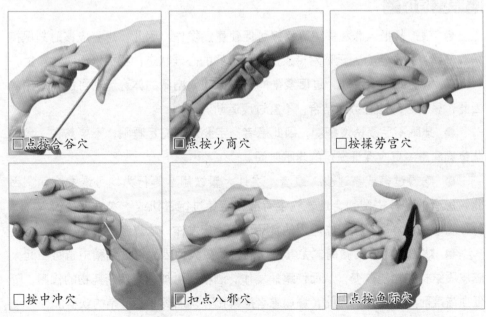

□点按合谷穴　　□点按少商穴　　□按揉劳宫穴

□按中冲穴　　□扣点八邪穴　　□点按鱼际穴

癫痫

癫痫是一种复发性脑异常放电的精神障碍，是一种突发性、短暂性的大脑功能失调性疾病，可表现为意识、感觉、运动、行为和自主神经等不同障碍。癫痫与遗传、惊恐所致有关，本病在临床上常有肢体抽搐、意识丧失等症状，发病率较高，可发生于任何年龄，青少年尤为多见。癫痫发作时，病人往往大叫一声，昏倒在地，四肢抽搐，两眼上视，口吐涎沫，小便失禁，也有的病人出现短暂的意识障碍，但不倒地，这称小发作。

中医认为癫痫由于患者用脑过度而伤心血，心血不足易使神不守舍所致；肾虚则肝失所养，肝血不足；脾虚则运化失调，精微不布，痰涎内结，或由于情志失调，惊恐过度，或由于饮食失节、劳累过度而脾失健运，聚湿生痰。一旦肝气失和，阳升、风动，触及积痰，肝风挟痰上扰，阻塞清窍，则可突发为癫痫。儿童发病则多是先天遗传所致。

西医一般采用抗痫药物来治疗癫痫，中医则采用豁痰、开窍、醒神、止抽和潜阳平肝化痰的方剂来控制癫痫复发。

▌保健指南

❶ 精神紧张、悲观失望等情绪可促使癫痫发作。因此，患者应该时刻保持乐观情绪，树立信心，正确对待疾病，用良好的心理状态，积极乐观面对人生。

❷ 繁重的体力劳动，过度紧张的脑力劳动，剧烈的体育运动可诱发癫痫。因此，患者必须注意劳逸结合，不宜过度运动。

❸ 睡眠不足易诱发癫痫，因此患者一定要保证充足睡眠，不要熬夜，尤其儿童癫痫患者更应保证充足的睡眠时间。

❹ 吃得过多或者过少，或者一次性大量饮用水等行为均可诱发癫痫。因此，患者的营养搭配须合理，饮食有节，避免过饱过饥或一次性大量饮水。另外，喝浓茶、食用含大量咖啡因的食品可使癫痫发作，故患者应忌口。

❺ 烟酒均能诱发癫痫，尤其是饮酒害处更大，因为慢性酒精中毒可引起大脑皮质结构和功能改变，从而使癫痫发作。酒精还可加速抗癫痫药物的代谢，降低血浓度而降低疗效。因此，癫痫患者应禁止一切酒类和含酒精的饮料。

按摩疗法

按摩反射区

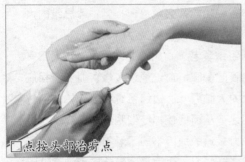
□点按头部治疗点

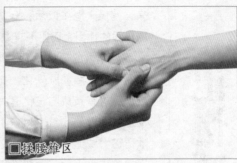
□揉腰椎区

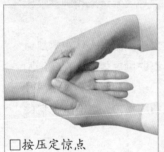
□按压定惊点

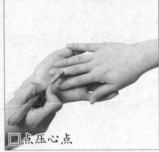
□点压心点

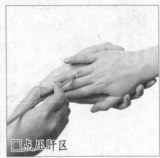
□点压肝区

按摩穴位

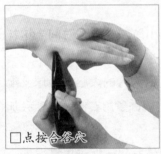
□点按合谷穴

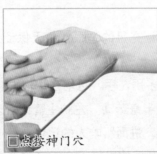
□点按神门穴

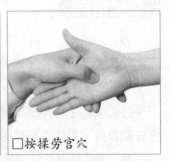
□按揉劳宫穴

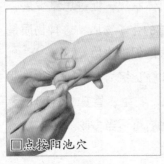
□点按阳池穴

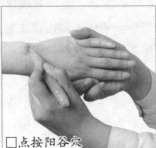
□点按阳谷穴

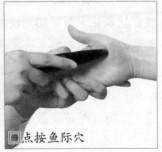
□点按鱼际穴

记忆减退

记忆减退即容易遗忘。人到中年以后，健忘的现象就会多起来，就像人老了以后，身体各种功能都会减退一样，主管思维的大脑皮质的作用也因逐渐衰退，从而使人出现记忆力下降的情况。

老年人的记忆减退，与组织衰老、功能衰退有关。老年人常有不同程度的脑动脉硬化、血管腔变窄、血流通过缓慢，血流量相应减少，这就造成与记忆有关的大脑颞叶、边缘系统和乳头体等部位发生长期血液和氧气供应不足，从而促使神经细胞皱缩、变性，导致记忆力减退。年轻人记忆力减退的原因不同于老年人，由疾病所引起的占极少数，一般都是由于学习、生活等因素造成精神高度紧张或连续用脑过度使神经疲劳所致。

加速脑老化的原因之一是脑动脉硬化。脑细胞是人体中需氧量最多的细胞，动脉硬化后血液循环不良，氧的供应量减少，脑细胞就不能正常的工作。神经衰弱患者常由于识记时注意力不集中导致记忆减退；脑器质性疾病患者则是由于脑细胞损害，影响了记忆的保持过程而造成记忆减退。

保健指南

❶ 患者一定要能够保证充足的睡眠，每天保证8小时左右睡眠时间，这样可消除脑疲劳，保护脑细胞。

❷ 患者在日常生活中多用左手，可增强记忆力。因为人的大脑右半球支配左半身运动，左半球支配右半身运动。左脑主管语言功能，多用右侧肢体，会加重左脑负担，导致左脑疲劳，进而影响人的记忆力。

❸ 患者可以养成欣赏音乐的爱好。音乐可改善机体状况，促进思维发展，使记忆深化。听轻松愉快的音乐，能使人体内产生有益的化学物质，这种物质是细胞间传递信息的主要神经递质，它对改善记忆有明显的促进作用。

❹ 患者应多吃含磷脂的食物能够健脑、益智、增强记忆力，还可预防某些脑病的发生。鹌鹑蛋、鸡蛋、酸枣仁、松子、核桃仁、花生、香菇、桂圆、大豆、芝麻、鲇鱼等数十种食品中含有较多的卵磷脂，患者可适当多吃。

按摩疗法

按摩反射区

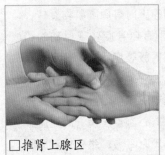
□推肾上腺区

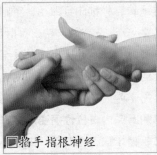
□掐手指根神经

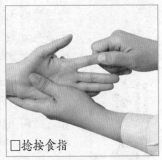
□捻按食指

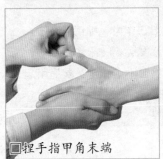
□捏手指甲角末端

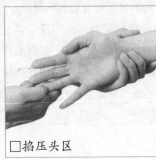
□掐压头区

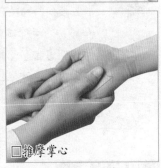
□推摩掌心

按摩穴位

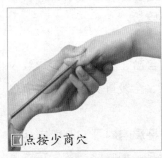
■点按少商穴

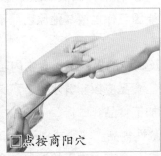
■点按商阳穴

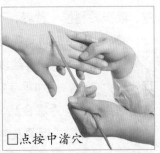
□点按中渚穴

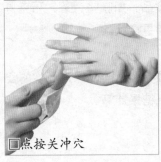
■点按关冲穴

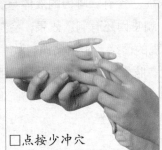
□点按少冲穴

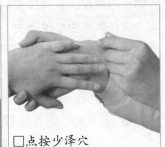
□点按少泽穴

眩晕

眩晕是一种头晕眼花的症状，这种症状发作时的特征是患者常常会感到天旋地转，轻则闭目即止，重则睁眼时有周围景物旋转、上下晃动或左右移动的错觉，在闭目时则有自身旋转或晃动的错觉。临床常伴有恶心、呕吐、出汗，甚至昏厥等症状。要注意的一点是，眩晕症通常反映出前庭部位的病变，它是一种症状，并不是一种疾病；常见于颅内血管病变、椎基底动脉供血不足、脑动脉硬化、高血压脑病及颅内占位性病变等，患有心血管疾病、高血压、低血压、贫血、糖尿病、低血糖、内分泌代谢障碍、颈椎病、肝胆疾病、神经衰弱等也可能会引起眩晕。

手部按摩治疗眩晕具有一定疗效，可把它作为一种辅助办法，但患者必须配合医生查明原因，积极治疗原发病。临床治疗表明，内耳性眩晕、迷路炎、晕动病、基底动脉供血不足和全身疾病引起的眩晕，运用手部按摩配合中药等方法治疗，效果较好。

保健指南

❶ 患者在平日需注意起居有常，调摄寒温。患者应合理搭配饮食，早、中、晚餐要科学、营养，不能因工作忙或其他原因而不吃饭。

❷ 患者要定期测量血压。

❸ 患者要控制食盐以及高糖的摄入量。食物内若含盐、糖过高，会导致内耳液压力变动，而加重症状。食品应以新鲜水果、蔬菜、全麦等为主，患者应少食用罐头食品、冷冻食品、加工食品。

❹ 患者应戒烟酒及刺激性食品。啤酒或白酒会直接影响内耳，改变内耳液体体积与浓度，从而加重病症。含有咖啡因的液体与食品，如咖啡、茶、巧克力等，会使体液由小便流失，咖啡因还有刺激效果，会加重症状。

❺ 患者需保持积极乐观的情绪，避免精神刺激。

❻ 环境、饮食要适宜。眩晕发作时，要平卧闭目养神，同时保持环境的安静，饮食清淡、少食多餐。每天喝足够量的水、奶、低糖果汁等。

❼ 足量的牛奶可以有效预防眩晕。

按摩疗法

按摩反射区

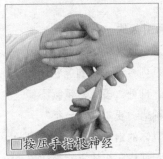
□按压手指根神经

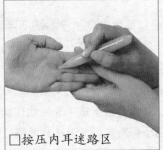
□按压内耳迷路区

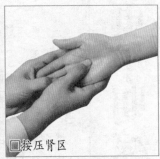
□按压肾区

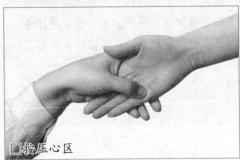
□按压心区

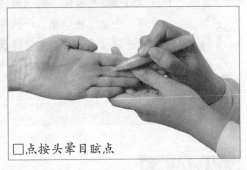
□点按头晕目眩点

按摩穴位

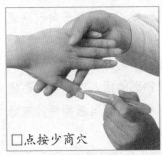
□点按少商穴

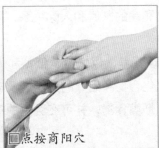
■点按商阳穴

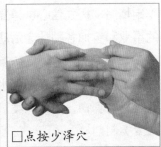
□点按少泽穴

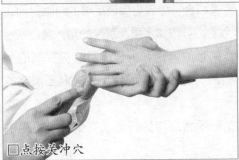
□点按关冲穴

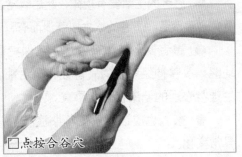
□点按合谷穴

更年期综合征

更年期综合征是由雌激素水平下降而引起的一系列症状。更年期女性由于卵巢功能减退，垂体功能亢进，分泌过多的促性腺激素，引起自主神经功能紊乱，从而出现一系列程度不同的症状，如月经变化、面色潮红、心悸、失眠、乏力、抑郁、多虑、情绪不稳定、易激动、注意力难于集中等，此症状称为"更年期综合征"。大多数女性由于卵巢功能减退比较缓慢，机体的自身调节和代偿足以适应这种变化，或仅有轻微症状。少数女性由于机体不能很快适应，症状比较明显，一般并不需特殊治疗，平时加以调理并用按摩方法辅助调理就能缓解症状。极少数症状严重，甚至影响生活和工作者，则需要药物治疗。

保健指南

❶ 患者在心理上，要认识到这只是人生的必然阶段，因此要调整好心态、稳定情绪、树立信心、建立和睦的家庭和人际关系，同时要积极投身于自己喜爱的事业和参加各种社会活动。

❷ 患者在饮食上应合理营养，以低盐、低糖和低脂肪类食物为主，但又要保证蛋白质、维生素、碳水化合物和足量的纤维素及矿物质的摄入。患者应多摄入含钙的食物，如贝壳类、虾类食物，并可在医生的指导下，适当服用钙片或雌激素类制剂。

❸ 患者的生活要有规律，起居有常、劳逸结合。患者应保证足够的睡眠时间，避免过度疲劳。患者的饮食以清淡而有营养为主，可增加水果及蔬菜的摄入量。

❹ 患者要坚持体育锻炼，以保持骨骼韧带的弹性和力量。患者应提高心肺功能，改善神经系统的兴奋性和灵活性。同时，保持适度的性生活有利于患者的生理与心理的健康，防止早衰。

❺ 家人也应该了解更年期症状，并充分理解患者的行为或在情绪上发生的异常变化。

按摩反射区

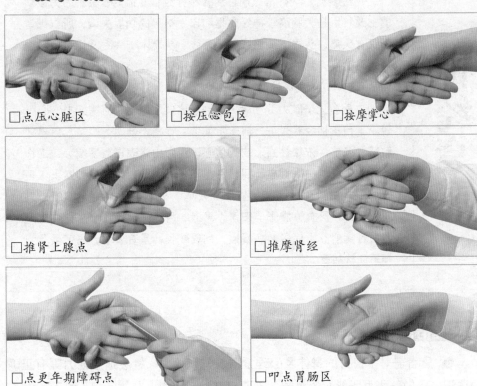

□点压心脏区　　□按压心包区　　□按摩掌心

□推肾上腺点　　□推摩肾经

□点更年期障碍点　　□叩点胃肠区

按摩穴位

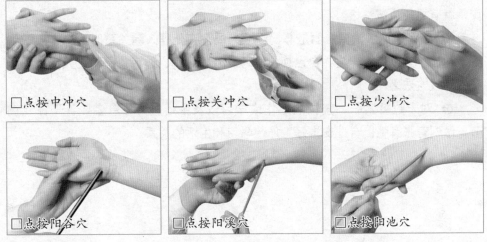

□点按中冲穴　　□点按关冲穴　　□点按少冲穴

□点按阳谷穴　　□点按阳溪穴　　□点按阳池穴

神经衰弱

神经衰弱是一种常见病，居各种神经官能症的首位。因为该病的主要特点是大脑高级神经中枢和自主神经的功能失调，所以患者不仅有头痛、头昏、头憋胀、头紧张、头麻木、失眠及记忆力减退等大脑功能紊乱的症状，而且还会出现循环、消化、内分泌代谢、生殖系统等功能失调的症状。

本病多见于脑力劳动者。多数患者体质羸弱，肌肉无力，心脏较小，自主神经易兴奋，血压常偏低，性格不开朗、胆怯、自卑、敏感、多虑、依赖性强，缺乏信心，生活中常表现为易疲劳、工作学习效率低、失眠健忘、回忆联想增多、急躁易怒、精神紧张、多梦易醒、白天思睡、头脑昏涨、耳鸣、注意力不集中、胸闷、气短、多汗、厌食、腹胀、阳痿、早泄、月经失调等，全身检查常无器质性病变。本病多起病缓慢，病程较长，常有波动，遇劳累及劳神后症状加重。

保健指南

❶ 患者需对于自身的身体及心理素质、知识能力、社会适应能力等有正确的认识，多做一些力所能及的事情，不要好高骛远、想入非非、杞人忧天。

❷ 患者可以培养自己豁达开朗的性格。性格一旦形成，就不是一朝一夕能够改变的，但是只要患者对培养良好的性格有决心，从生活中的一点一滴去改变，就有可能重塑性格。

❸ 患者遇见事情要辨明是非、顾全大局。在处理人际关系时，患者要做到严于律己，宽以待人，告诫自己换位思考，互相理解、体谅，是防止人际关系紧张的有效方法之一。

❹ 对于过度紧张、繁忙的工作或学习以及生活压力，患者要善于自我调节，做到有张有弛，合理安排好工作、学习和生活的关系。

按摩疗法

按摩反射区

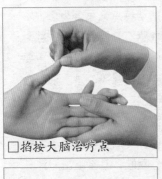

□掐按大脑治疗点

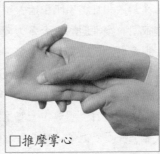

□推摩掌心

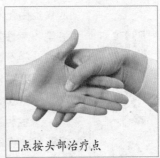

□点按头部治疗点

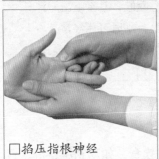

□掐压指根神经

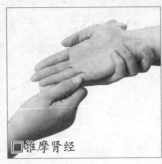

□推摩肾经

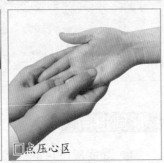

□点压心区

按摩穴位

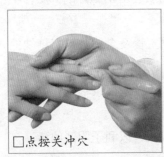

□点按关冲穴

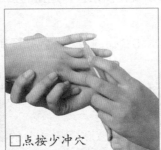

□点按少冲穴

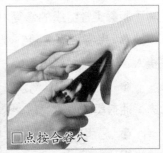

□点按合谷穴

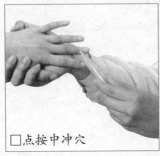

□点按中冲穴

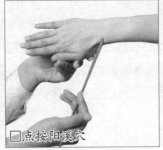

□点按阳溪穴

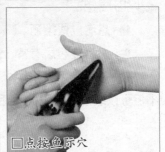

□点按鱼际穴

胆囊炎

胆囊炎是胆囊的炎症性病变，一般分为急性和慢性两种。急性胆囊炎由化学性刺激和细菌感染引起，按病理特点又可分为急性水肿型和急性化脓型。慢性胆囊炎大多为慢性胆石性胆囊炎，少数为慢性非胆石性胆囊炎，是胆囊存留伤寒杆菌所致，其病理变化主要为胆囊纤维化与周围组织的粘连。胆囊炎与细菌感染、进食油腻食物、精神过度紧张以及受寒冷刺激有关。

急性胆囊炎表现为右上腹或中上腹呈持续性、膨胀性疼痛，或间断性绞痛，常于夜间或饱餐、晚餐后发作，疼痛往往局限于右肋下胆囊区，放射至右肩肋下，多数伴有恶心呕吐，甚至呕出胆汁。慢性胆囊炎的临床表现多不典型，亦不明显，平时可能经常有右上腹部隐痛、腹胀、嗳气、恶心和厌食油腻食物等消化不良症状。

保健指南

❶ 患者应多食低脂肪、低胆固醇的半流质食物或软食，如动物脑、肝、肾及鱼子等。因鱼油中含大量多烯酸，能降低血中胆固醇水平，所以患者在平日可多食用些鱼类食物，但蛋白质食用要适量，过量的蛋白质会增加胆汁的分泌，不利于胆囊炎性组织的修复。

❷ 患者可适当限制碳水化合物的摄入，包括限制主食及含糖糕点、糖块的摄入，以利于减轻体重。

❸ 患者需饮食清淡，可多食绿叶蔬菜、豆类、水果及米面杂粮等，少吃肥肉、油煎类食品、生发、辛辣之品。

❹ 患者应大量饮水，保持每日2000毫升水分的摄入，以利于胆汁的稀释，减少胆汁滞积。

❺ 患者应戒烟酒。

❻ 患者应起居有常，避免过度疲劳，减少复发。

❼ 患者在平日可以多按摩腿部的足三里穴。这是一个非常好的保健穴位，不但可以缓解胆囊炎的不适，还可以强身健体。

按摩反射区

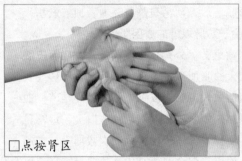
☐点按肾区

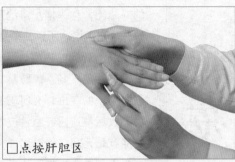
☐点按肝胆区

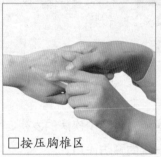
☐按压胸椎区

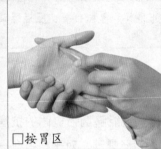
☐按胃区

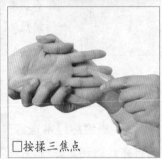
☐按揉三焦点

按摩穴位

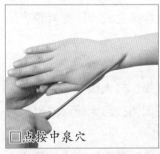
☐点按中泉穴

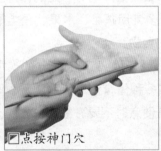
☑点按神门穴

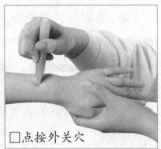
☐点按外关穴

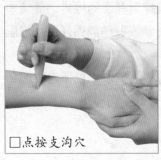
☐点按支沟穴

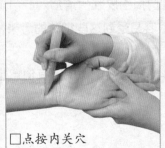
☐点按内关穴

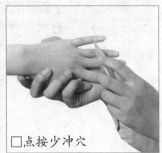
☐点按少冲穴

痔疮

直肠下端黏膜和肛管皮肤下静脉（痔静脉）扩大和曲张所形成的静脉团，称为痔。痔的形成一般被认为是静脉充血，血液淤积，静脉内压力增高所致，多是由于静脉以外的原因所造成。

痔有外痔、内痔、混合痔之分。外痔位于肛门外，外肛管皮肤所覆盖，是直肠下静脉丛扩大曲张所致，表现为肛管皮下圆形或长圆形柔软的突出，有时破裂后血块凝结于皮下，则变为硬结节，血块吸收后常遗留纤维性皮垂。内痔发生在肛管齿状线以上，最常见的症状是无痛、便时出血、便秘、粪便干硬、大便次数增多，饮酒及摄入刺激性食物等是出血诱因。混合痔兼有内外痔双重特征，以直肠黏膜及皮肤脱出、坠胀疼痛、反复感染为主要症状。

保健指南

❶ 患者应经常锻炼身体。这能够增强机体的抗病能力，减少疾病的发生，而且还能调和人体气血，促进胃肠蠕动，对于痔疮有一定的预防作用。

❷ 患者可自我按摩尾骨长强穴。此方法可以改善肛门局部血液循环和痔静脉回流，对于痔疮的预防和自我治疗均有一定的作用。

❸ 患者应合理饮食，多食用蔬菜、水果、豆类等含维生素和纤维素较多的饮食，少食用辛辣刺激性的食物。

❹ 患者应多饮水，每天保证至少1500毫升的饮水量。

❺ 患者可以晨起参加多种体育活动，如跑步、做操、打太极拳、打高尔夫球、骑自行车等。当患者有便意时不要忍着不去方便，因为久忍大便可以引起习惯性便秘。

❻ 患者需注意保持肛门周围皮肤的清洁。肛门是排泄粪便的地方，粪便中含有许多细菌，肛门周围很容易受到这些细菌的污染，诱发肛门周围汗腺、皮脂腺感染。

❼ 患者应养成按时排便的习惯，即使没有便意也要去厕所，以便建立起每日排便的生物钟。

按摩疗法

按摩反射区

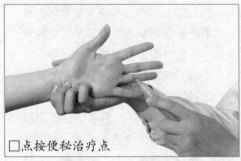

□点按便秘治疗点

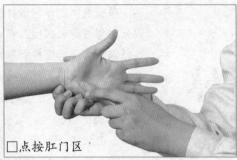

□点按肛门区

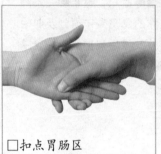

□扣点胃肠区

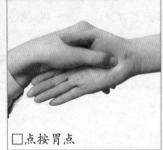

□点按胃点

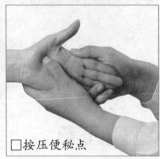

□按压便秘点

按摩穴位

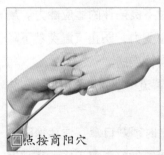

□点按商阳穴

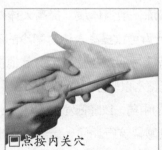

□点按内关穴

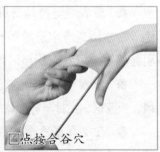

□点按合谷穴

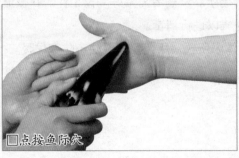

□点按鱼际穴

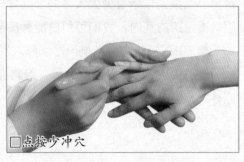

□点按少冲穴

鼻炎

鼻炎指的是鼻腔黏膜和黏膜下组织的炎症，表现为充血或者水肿。鼻炎的类型多种多样的。从发病的急缓和病程的长短来说，可以分为急性鼻炎和慢性鼻炎。从鼻腔黏膜的病理学改变来说，有慢性单纯性鼻炎、慢性肥厚性鼻炎、干酪性鼻炎、萎缩性鼻炎等。还有的一些鼻炎，虽然发病缓慢，病程持续较长，但是有特定的致病原因，因而便有特定的名称，比如过敏性鼻炎、药物性鼻炎等。

鼻炎危害极大，当影响鼻腔的生理功能时，患者会出现呼吸障碍，血氧浓度降低，影响其他组织和器官的功能与代谢，而出现一些如头晕、头痛、记忆力下降、精神萎靡等症状，甚至会并发肺心病、哮喘等严重并发症。当长期反复发作的鼻窦炎未得到及时治疗，炎症就会扩散至邻近器官、组织，而并发球后视神经炎、硬脑膜外脓肿、化脓性脑膜炎、脑脓肿等多种危重急症。

保健指南

❶ 患者要保证充足的休息，避免过度疲劳，避免导致人体抵抗力下降的各种因素。

❷ 患者应坚持体育锻炼，增强体质，提高人体对不良条件的适应能力。晨跑、冷水浴或冷水洗脸等行为可以提高人体对寒冷的耐受力，防止气温突然下降引起感冒。患者应积极治疗上呼吸道疾病及全身其他慢性疾病。

❸ 患者可服用生姜红糖水以驱除"寒邪"，在感冒流行期间可服用荆芥、防风、板蓝根、生甘草等配成的中药，以降低发病概率。

❹ 在冬春寒冷季节或感冒流行期间，患者在外出时须戴口罩，注意保暖，避免公众集会，尽量少去人多的公共娱乐场所。发病者需做好隔离工作。在被流感病毒污染的室内，我们可用白醋熏蒸空气以进行消毒。

❺ 中医多认为鼻炎是风寒之邪入侵体内所致，所以我们要注意防寒保暖。

❻ 患者在鼻炎发作的时候，经常会有鼻塞的症状出现，这个时候可以揉按迎香穴，会起到缓解鼻塞的作用。

按摩反射区

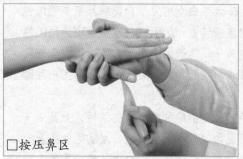
□按压鼻区

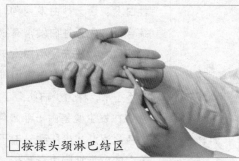
□按揉头颈淋巴结区

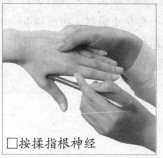
□按揉指根神经

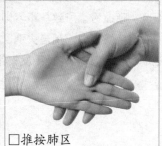
□推按肺区

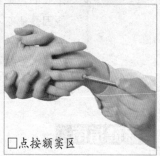
□点按额窦区

按摩穴位

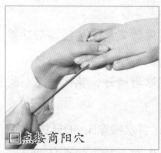
□点按商阳穴

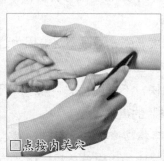
□点按内关穴

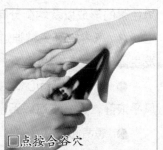
□点按合谷穴

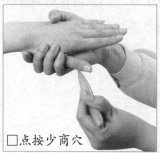
□点按少商穴

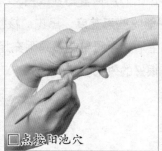
□点按阳池穴

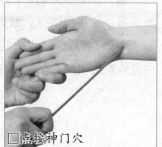
□点按神门穴

白发

白发以头发部分或全部变白为主要特征的皮肤病，可分为先天性白发、后天性白发两种。先天性白发可见于白化病及某些遗传性综合征，先天性白发常有家族遗传史；后天性白发可表现为局限性斑状白发，或表现为白发夹杂于正常黑发之中，亦可以黑发全部变白。生理性毛发变白常因种族不同而异，如果在30岁以前生白发即为不正常，称为少白头。

白发主要是由于毛囊色素细胞的酪氨酸酶失去活性，乃至毛干内色素逐渐减少所致。电子显微镜下可以观察到白发的毛乳头及毛干中的色素细胞大量减少，乃至完全消失。中医学认为白发的主要原因是禀赋不足，精血亏虚所致。精亏则不能化生阴血，血虚则毛发失于濡养，故使头发变白。情志失调、所愿不遂或烦恼焦虑、忧思恐惧，则气机紊乱，气血悖逆、毛发失养，也可导致毛发早白。

保健指南

❶ 患者需注意饮食调摄，避免营养不良，可适量补充B族维生素、蛋白质或含铜食品，多吃新鲜蔬菜、水果和鸡蛋等食物，不偏食、挑食。这样可以促进黑色素的形成以及均衡分布。

❷ 患者应避免精神过度紧张，睡眠不足。因为过度劳累易使神经调节功能发生障碍，会影响黑色素的产生。

❸ 患者应保持心情愉快，不过度忧虑、焦急。凡事看得开，铭记"忍一时风平浪静，退一步海阔天空"的道理。

❹ 患者可以用手掌、手指按摩头皮。每日2~3次，每次按摩5~10分钟。

❺ 患者可以服用中药，比如用何首乌片或用30克生地、15克何首乌冲开水当茶喝，效果也很好。最好能吃些黑芝麻、黑枣、核桃等滋补性食品。

❻ 患者应保持规律的生活，早睡早起，睡眠充足。每天睡足8小时，对抑制白发的产生和预防少白头有很好的效果。

按摩反射区

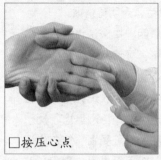

□按压心点

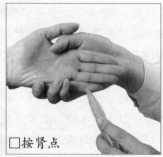

□按肾点

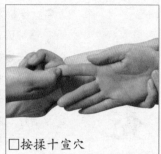

□按揉十宣穴

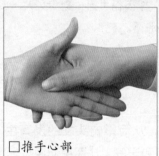

□推手心部

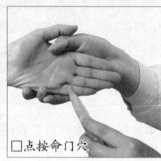

□点按命门穴

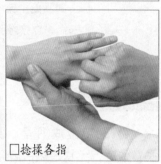

□捻揉各指

按摩穴位

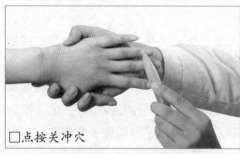

□点按关冲穴

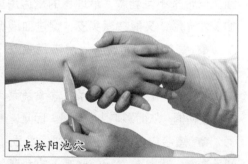

□点按阳池穴

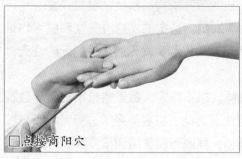

□点按商阳穴

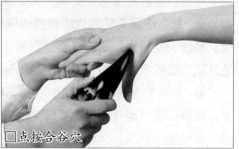

□点按合谷穴

185

斑秃

斑秃是一种以毛发突然发生局限性斑状脱落，局部皮肤正常，无自觉症状为特点的皮肤病，本病常突然发生，无明显诱因。

精神因素常是诱发及促使病情加重的原因。中医认为强烈的精神刺激和恐惧以及惊吓、悲伤、思虑等情绪，可使高级神经中枢功能障碍，引起皮质下中枢及自主神经功能紊乱、毛乳头血管痉挛、毛发营养障碍，从而导致脱发。一般人到中年易导致斑秃，要配合病因治疗。中医学认为，本病的病因为情志失调、惊恐思虑、忧愁烦恼或情怀不畅、肝郁不舒等，使气机逆乱，五脏受累。气血失调则不能上荣于发，因而头发脱落；病程日久或因循失治，则病久入络，血瘀经脉，阻塞血路，发失荣养，也易脱落。

保健指南

❶ 患者应戒烟酒。吸烟会使头皮毛细血管收缩，从而影响头发的发育生长；饮酒，尤其是热白酒会引起体内以及头皮产生热气和湿气，从而引起脱发。

❷ 患者应避免使用尼龙梳子和尖刷。尼龙梳子梳头易产生静电，会给头发和头皮带来不良刺激，最理想的是选用黄杨木梳或猪鬃头刷，既能去除头屑，增加头发光泽，又能按摩头皮，促进血液循环。

❸ 患者应经常洗头。患者每隔2~3天便可洗一次头，洗发的同时需边搓边按摩，既能保持头皮清洁，又能使头皮活血。

❹ 患者应注意调整饮食，多食蔬菜、水果。蔬菜水果摄入减少，易引起便秘而使血液黏稠，从而影响头发质量。因此，患者要多吃富含水分的蔬果，使大便通畅。

❺ 患者应注意帽子的通风。头发不耐闷热，戴帽子时间较长会使头发长时间不透气，尤其是发际处受帽子或头盔压迫的毛孔肌肉易松弛，引起脱发。

❻ 患者应避免使用脱脂性强或碱性洗发剂。这类洗发剂脱脂性和脱水均很强，易使头发干燥、头皮坏死。患者应选用对头皮和头发无刺激性的无酸性天然洗发剂，或根据自己的发质选用。

❼ 患者需保持良好的精神状态。精神状态不稳定，每天焦虑不安会导致脱发，压抑的程度越深，脱发的速度也就越快。因此，患者要经常进行深呼吸、散步、做松弛体操等，这样可以使人身心舒畅，摆脱不良情绪和精神状态的干扰。

按摩反射区

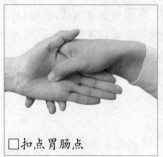

□扣点胃肠点

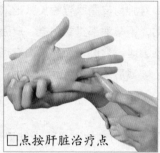

□点按肝脏治疗点

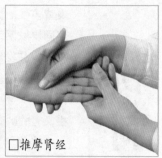

□推摩肾经

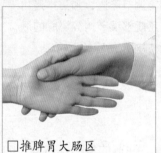

□推脾胃大肠区

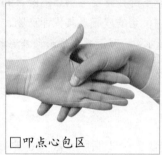

□叩点心包区

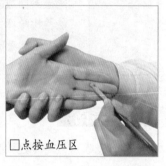

□点按血压区

按摩穴位

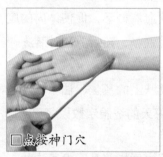

□点按神门穴

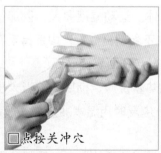

□点按关冲穴

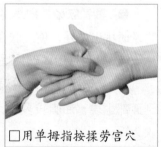

□用单拇指按揉劳宫穴

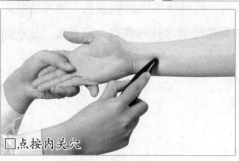

□点按内关穴

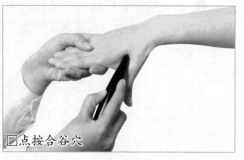

□点按合谷穴

粉刺

粉刺多发于皮脂腺分布密集的头、颈、背、臀等处，呈球形单发或多发。因囊肿为皮脂腺导管扩张形成，表面与皮肤相连，故可连同皮肤活动，不与深部组织粘连。皮脂腺开口部与皮肤有一黑点相连，并发感染时，囊肿表面和周围有炎症反应，局部呈现疼痛、红肿和触痛，破溃后溢出白色豆渣样物，伴有恶臭。炎症消退后，破溃处又可愈合，囊肿重新充盈。如反复发炎，周围将有纤维增生，有的则变成窦道。

中医学认为，粉刺主要是由于肺胃内热，向上熏蒸颜面，血热瘀滞而成。手部按摩能够清热泻肺，和胃调节肠道，加强排泄功能，排除体内多余的皮脂及其代谢产物，还能够调节内分泌腺的活动，平衡激素水平，从而减少性激素分泌增加对皮脂腺的影响。

保健指南

❶ 患者应注意调整饮食，少吃脂肪、高糖、辛辣、油煎的食品及白酒、咖啡等刺激性饮品，多吃蔬菜、水果、多饮开水。患者需保持大便通畅。由于便秘导致的粉刺患者可用20克绿豆、50克薏米，同煮成粥，加少量冰糖调和。

❷ 患者应经常锻炼身体。运动幅度要大，以加快血液循环，促使体内的废物及时排出体外，使皮肤在不断地出汗过程中保持毛孔通畅，随后要及时清洗。

❸ 患者可用弱碱性香皂与洗面奶洗面部。

❹ 患者可用温水或温热水洗脸，彻底清除当天皮肤上的灰尘、油垢。若遇到面部尘埃、油脂较多时，应及时用温水冲洗。一般每天的洗脸次数以每日2~3次为宜。

❺ 患者应避免使用油性或粉质化妆品，酌情使用水质护肤品，尤忌浓妆。患者在睡前应彻底清除当天的化妆品，并避免睡前涂抹营养霜、药膏等，使夜间的皮肤轻松、畅通，充分呼吸。

按摩疗法

按摩反射区

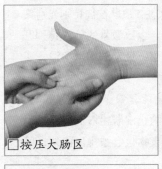

□按压大肠区

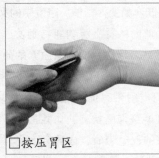

□按压胃区

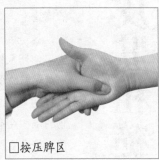

□按压脾区

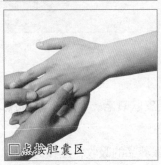

□点按胆囊区

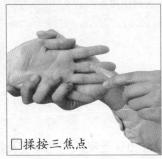

□揉按三焦点

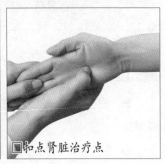

□扣点肾脏治疗点

按摩穴位

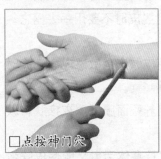

□点按神门穴

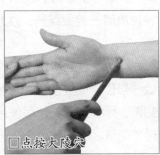

□点按大陵穴

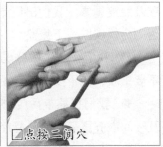

□点按二间穴

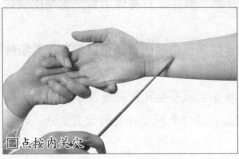

□点按内关穴

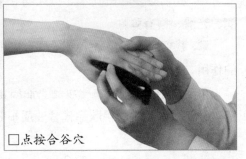

□点按合谷穴

皮肤粗糙

皮肤和心理的状态有密切关联，如果一个人长期处于抑郁、忧愁的情绪中，皮肤容易变得粗糙。恋爱中的女性，皮肤往往特别光滑细嫩，这是因为此时的肾上腺功能特别发达，以致激素的分泌特别旺盛。使用反射带治疗法，能刺激激素的分泌，使皮肤细嫩柔滑，不再有粗糙的现象。

甲状腺的反射带有促进激素分泌的功能，胃、十二指肠、直肠的反射带有调整胃肠状态的功能，都是防止皮肤粗糙的重要反射带。按摩肾脏的反射带时，尿酸会溶化，废物也会被排出体外，所以具有净化皮肤的作用。

保健指南

① 我们应适当多吃富含维生素E的食物，能防止皮肤衰老，保持皮肤细腻润滑。

② 我们应按时去角质层。为保证皮肤的光泽度及保养品的吸收，应按时去除皮肤的角质层，但应注意避免过度去除角层，否则会使柔软的肌肤再次受到伤害。

③ 皮肤炎症要擦药。在冬季或者换季时，皮肤容易产生炎症，造成皮肤粗糙及脱皮现象。我们出现此种现象时一定要擦药，注意脱皮时不要用手去抠它，否则会使皮肤留下瘢痕。

④ 我们在产生敏感现象后不应上妆。冷空气易使皮肤产生敏感现象，此时不要上妆，也不要用手触摸敏感部位，而应使用敏感精华素。

⑤ 我们在熬夜后应对皮肤进行急救保养，可使用养颜面膜或深夜疗肤霜以及夜间滋养露等，来唤醒疲倦的肌肤。

⑥ 我们应多喝白开水。每天喝1~2升水，既可保持身体活力又能使皮肤嫩润、光滑，富有弹性。

⑦ 我们应吃好早餐。早餐适当食用含优质蛋白质的食品可以起到保养肌肤的作用。

⑧ 我们应少用油质化妆品。油质化妆品会阻塞毛孔，使皮肤粗糙，出现痤疮。我们可以用水质护肤品代替油质护肤品，这样有利于补充肌肤的水分，改善皮肤粗糙的症状。

按摩疗法

按摩反射区

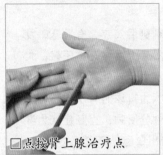
□点按肾上腺治疗点

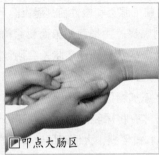
□叩点大肠区

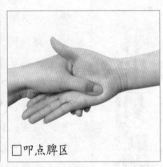
□叩点脾区

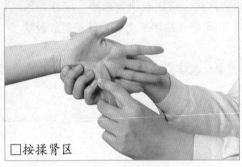
□按揉肾区

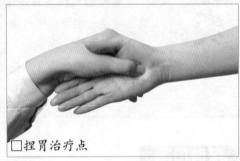
□捏胃治疗点

按摩穴位

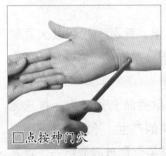
□点按神门穴

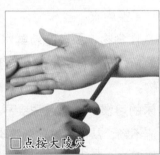
□点按大陵穴

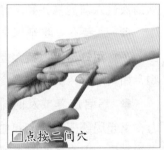
□点按二间穴

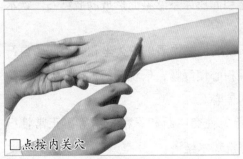
□点按内关穴

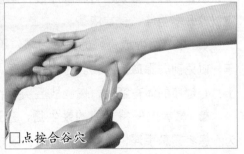
□点按合谷穴

前列腺炎

前列腺炎是指前列腺特异性和非特异感染所致的炎症，按照病程可分为急性前列腺炎和慢性前列腺炎。

急性前列腺炎是由细菌感染面引起的前列腺炎症，有恶寒、发热、乏力等全身症状；局部症状是会阴或耻骨上区域有重压感，久坐或排便时加重，且向腰部、下腹、背部及大腿等处放射，会有小脓肿形成，疼痛加剧而不能排便；尿道症状为排尿时有烧灼感、尿急、尿频，可伴有排尿终末血尿或尿道脓性分泌物；直肠症状为直肠胀满、便急和排便感，大便时尿道口可流出白色分泌物。

慢性前列腺炎是泌尿科常见病，临床表现为尿频、尿急、尿痛、尿浊。患者还可出现会阴下坠感或会阴部疼痛，甚至呈放射状疼痛等症状。

前列腺炎病程长，病因复杂，发病原因多与饮酒过度、损伤脾胃有关。

保健指南

❶ 患者应防止细菌，要及时清除身体其他部位的慢性感染病灶，防止细菌从血液进入前列腺并勤洗澡，常换内衣。

❷ 患者不应吃辛辣刺激性食物，要多吃新鲜水果、蔬菜、粗粮及大豆制品，多食用蜂蜜以保持大便通畅，适量食用牛肉、鸡蛋。患者还可多吃种子类食物，如南瓜子、葵花子等食物。

❸ 患者应养成及时排尿的习惯。因为憋尿会导致膀胱充盈胀大，排尿无力，引起局部压力增大和血流不畅，从而引发前列腺炎的产生。不能因尿频而减少饮水量，因为多饮水可稀释尿液，防止引起泌尿系感染而形成膀胱结石。饮水应以凉开水为佳，少饮浓茶。

❹ 患者需养成良好的生活习惯，不吸烟、少饮酒，不久坐和长时间骑自行车，以免前列腺血流不畅。患者需注意保持心情舒畅，乐观开朗，积极参加有益于身心健康的体育活动，树立战胜疾病的信心。

❺ 患者应保持规律的性生活，应避免性交中断和忍精不射等不正常性行为。患者需忌手淫，避免感冒着凉，最好洗热水坐浴。

按摩反射区

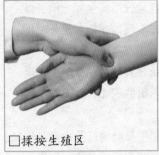

□揉按生殖区

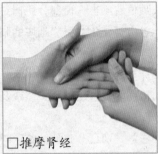

□推摩肾经

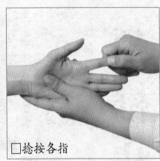

□捻按各指

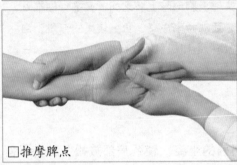

□推摩脾点

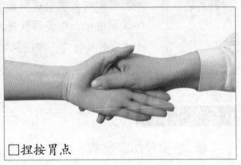

□捏按胃点

按摩穴位

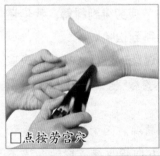

□点按劳宫穴

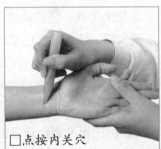

□点按内关穴

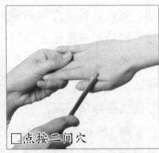

□点按二间穴

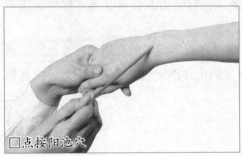

□点按阳池穴

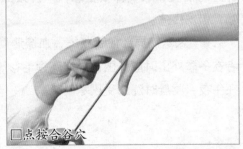

□点按合谷穴

颈椎病

颈椎病是一种常见的慢性疾病，由于患者的颈部肌肉收缩、扭转或睡觉时头颈位置不当，使部分肌肉过度紧张而发生部分肌纤维损伤、出血、渗出等变化，引起相应的临床表现。此病多见于长期伏案工作的人群。

颈椎病临床表现为一侧后颈部胀痛、颈强直、活动受限。患者稍活动即可加重疼痛，甚至有颈肌痉挛及明确的压痛，疼痛有时向头后、肩、背部放散。

本病属中医学"痹证"范畴。临床辨证主要分为肝肾亏虚、风寒湿痹两种类型。颈椎位于头部、胸部与上肢之间，又是脊柱椎骨中体积最小，但灵活性最大、活动频率最高、负重较大的节段，由于承受各种负荷、劳损甚至外伤，所以极易发生病变。

保健指南

❶ 想要预防颈椎病，我们应做到正确的坐姿，使颈肩部放松，保持最舒适、最自然的姿势。

❷ 我们在工作或者学习一段时间后，可以有目的地让头颈部向前后左右转动，以达到各个方向的最大运动范围为准，使得颈椎关节疲劳得到缓解。我们还应不时站起来走动，活动一下颈肩部，使颈肩部的肌肉得到松弛。

❸ 我们在睡觉时不可俯着睡，枕头不可以过高、过硬或过低。枕头中央应略凹进去一些，颈部应充分接触枕头并保持略后仰，不要悬空。习惯侧卧位者，应使枕头与肩同高。

❹ 患者不要让冷风直吹头颈部，也要避免让颈部着凉。因为颈部的血管和神经对低温和风吹都很敏感，一旦颈部受凉，就会引发血管收缩，导致血流不畅，引发疼痛。

❺ 风寒使局部血管收缩，血流速度降低，有碍组织的代谢和血液循环。患者在冬季外出时应戴围巾或穿高领毛衫等，防止颈部受风、受寒。患者还应避免在午夜、凌晨时洗澡受风寒侵袭。

按摩反射区

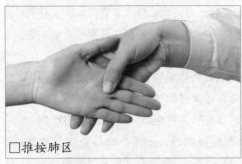

□推按肺区

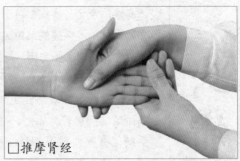

□推摩肾经

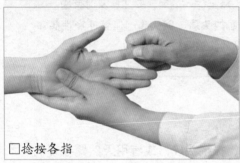

□捻按各指

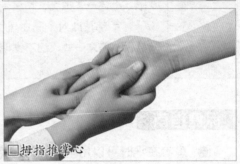

□拇指推掌心

按摩穴位

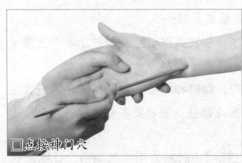

□点按神门穴

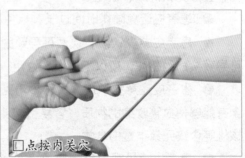

□点按内关穴

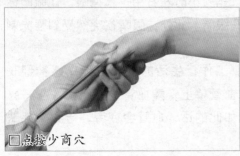

□点按少商穴

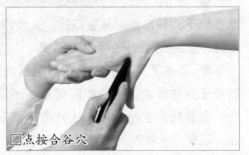

□点按合谷穴

头痛

头痛是一种常见的自觉症状，见于各种急慢性的疾病中。头部本身疾病及全身疾病都可引起头痛，涉及内、外、五官等科的头痛是多种多样的。头痛的部位大多位于前额部、眼眶部，局限于一侧或双侧，个别出现后脑勺痛，呈胀痛、跳痛、钻痛，持续时间不等。

头痛可急可慢，可轻可重，既可以单独出现，也可以与其他症状相兼并见。如发热伴见头痛，应考虑为传染病或者其他感染性疾病所致。头痛较为剧烈，同时伴有喷射性呕吐，应考虑颅内疾病。头痛伴有视力减退明显、眼睛疼痛剧烈，则考虑急性充血性青光眼。上述一些情况，均属于头痛重症、危症，要注意及时就医。

手部按摩对于高血压引起的头痛、偏头痛、血管神经性头痛、感冒头痛及一些原因不太明确的头痛有较好的疗效。

保健指南

❶ 患者在平时可以用指尖轻轻按摩、抓挠头皮，或者用天然鬃毛硬刷、木齿梳子梳头来进行头部按摩。一般的顺序是从鬓角朝额头向后脑勺做缓慢圆周运动，会感觉很舒服、很轻松。

❷ 患者应避免睡得时间过长，以免睡醒后更加头痛。

❸ 患者应减少饮酒。饮酒可导致脱水，引发头痛。红酒和白兰地中还含有可导致头痛的酪胺，所以不应大量饮用。

❹ 患者应注意科学饮食，忌食巧克力、咖啡和可可等食品，因为这些食品含有能够使血管收缩的物质，容易引起头部疼痛感。患者要多食大豆、海产品、核桃等含镁元素丰富的食物。

❺ 患者应减轻视力负担。患者可以每隔1小时左右用手掌掩眼，让眼睛休息不少于30秒，然后将手移开，缓慢睁开眼睛。此外，眼睛在突然受到强光刺激时，也会使大脑疲劳而引起头痛。

❻ 患者需要放松心情，舒缓压力。工作、生活的压力使颈交感神经长期处于兴奋状态，这种神经附着在颈部血管壁上，随血管进入脑部。它一兴奋，血管就会收缩，使血压升高。长期如此的话，血管会疲劳，导致头部缺血、缺氧，患者因此而感到疼痛。

按摩反射区

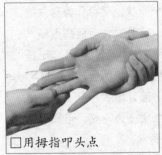

□用拇指叩头点

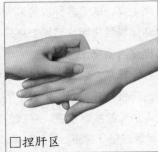

□捏肝区

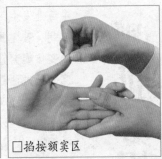

□掐按额窦区

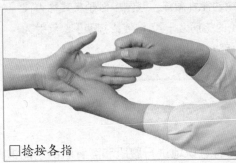

□捻按各指

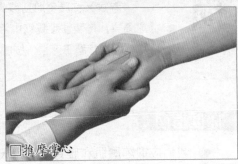

□推摩掌心

按摩穴位

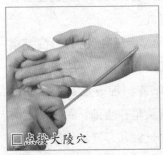

□点按大陵穴

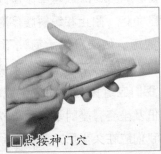

□点按神门穴

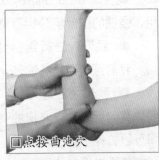

□点按曲池穴

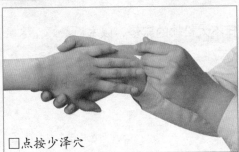

□点按少泽穴

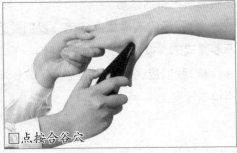

□点按合谷穴

腰肌劳损

腰肌劳损是一种常见的腰部疾病，是指腰部一侧或两侧或正中等处发生疼痛之症，既是多种疾病的一个症状，又可作为独立的疾病。其主要临床表现为腰或腰骶部疼痛，反复发作，疼痛可随气候变化或劳累程度而变化，时轻时重，缠绵不愈。腰部可有广泛压痛，脊椎活动多无异常。急性发作时，各种症状均明显加重，并可伴有肌肉痉挛，脊椎侧弯和功能活动受限。部分患者可有下肢牵拉性疼痛，但无窜痛和肌肤麻木感。疼痛的性质多为钝痛，可局限于一个部位，也可散布整个背部，部分刺痛或灼痛。

本病又称腰臀肌筋膜炎或功能性腰痛，我国中医学将其称为肾虚腰痛，是慢性腰腿痛中常见的疾病之一。锻炼或按摩手部反射区可辅助治疗腰肌劳损，按压手部穴位也可缓解症状。

保健指南

❶ 我们应锻炼腹肌和腰背肌，每天要有意识地进行腹肌和腰背肌的功能锻炼。适量的劳动和体育活动都能对我们的腹肌和腰背肌起到良好的锻炼作用。

❷ 我们应加强腿部力量锻炼。腿部肌肉在保持良好姿势方面能起到重要作用，强健的腿部能分担腰背部负担，阻止和缓解腰疼形成。

❸ 我们应进行柔韧性锻炼。如果身体柔韧性不强，腰部损伤的机会就增加。我们可以通过练瑜伽、打太极拳等活动来增强柔韧性，缓解腰部肌肉紧张。

❹ 我们需注意体位。我们应避免长时间久坐或站立，应有适当的活动时间。我们可以注意座椅的高低及坐姿，坐时最好用小枕头垫在腰部，每隔一定时间可以去掉小枕头几分钟。我们应在久坐后站起或走动一会儿，并做伸腰动作，让腰部肌肉得到休息。

❺ 我们应选择适宜的床。我们要选择不太松软的床垫，以木板最好，尽量不要睡软床，以减少脊椎侧弯压迫。

❻ 我们应保持正确的坐姿，减少跷二郎腿的次数及时间，尽量不要斜靠于座椅或沙发上。

按摩反射区

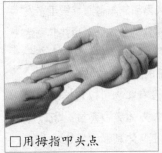
□ 用拇指叩头点

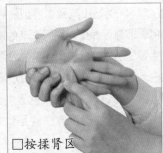
□ 按揉肾区

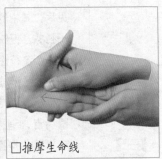
□ 推摩生命线

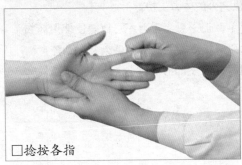
□ 捻按各指

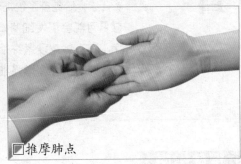
□ 推摩肺点

按摩穴位

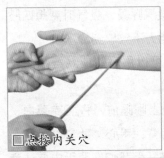
□ 点按内关穴

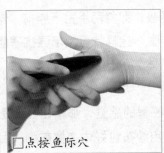
□ 点按鱼际穴

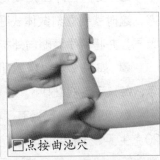
□ 点按曲池穴

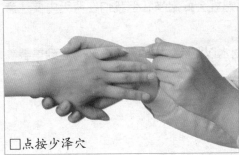
□ 点按少泽穴

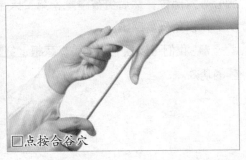
□ 点按合谷穴

感冒

感冒，被中医称为"伤风"，是由多种病毒引起的一种呼吸道常见病，其中的30%~50%是由某种血清型的病毒引起。普通感冒虽多发于初冬，但任何季节都可发生，不同季节的感冒的致病病毒也并非完全一样。流行性感冒是由流感病毒引起的急性呼吸道传染病，病毒存在于病人的呼吸道中，病毒会在病人咳嗽、打喷嚏时经飞沫传染给别人。

因为病毒生存在人体细胞内，世界上没有药物可以直接杀死感冒病毒，消灭感冒病毒的有效方法就是依靠人体免疫系统。所以患者想要治愈感冒应以支持疗法为主，特别注意休息、大量饮水、饮食清淡，这会给免疫系统提供充分的体力支持。

感冒可能会引发细菌感染，但是患者千万不可以随便使用药物来治疗。在人体免疫系统杀死病毒后，绝大部分感染会自动痊愈。盲目使用药物治疗会增强细菌抗药性，也不利于人体免疫系统发挥正常的作用。

保健指南

❶ 我们在外出活动时，有时天气会突然变冷，如果身上的衣服不足以御寒，这时就要立刻做体式呼吸，即将两手抬至腹前，做深呼吸，吸气时意想四肢吸气，并将两手臂略向外扩张，这样就可以增强抗寒能力不致感到冷了。

❷ 如果冷气已侵入肌体，我们感到全身发冷，可以用手掌使劲搓颈后发际，每只手各搓150下。

❸ 我们如果已经有了感冒的感觉，那就在当天晚上临睡前，将20克葱白、20克生姜、3克盐面捣烂，用纱布包好依次擦前胸、后背、手心、肋窝、肘窝、脚心等六部位，然后盖被睡觉，第二天早起就会好起来，但我们在两天内要注意防寒，以免反复感染。

❹ 我们可以煮一碗生姜、葱根、红糖水以驱除体内的寒气，还可起到美容养颜的功效。

按摩疗法

按摩反射区

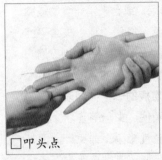

□叩头点

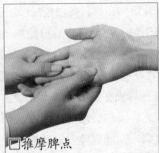

□推摩脾点

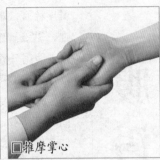

□推摩掌心

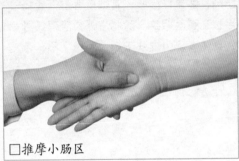

□推摩小肠区

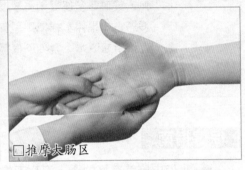

□推摩大肠区

按摩穴位

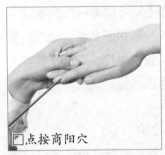

□点按商阳穴

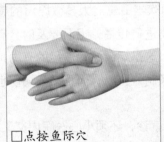

□点按鱼际穴

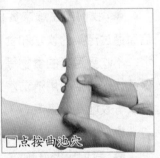

□点按曲池穴

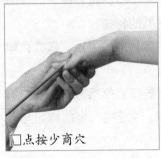

□点按少商穴

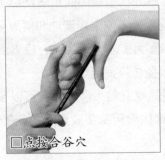

□点按合谷穴

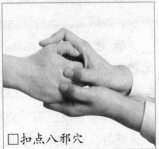

□扣点八邪穴

腹泻

腹泻是一种常见症状，是指排便次数明显超过平日习惯的频率，粪质稀薄，水分增加，每日排便量超过200克，或含未消化食物或脓血、黏液。腹泻时，患者常伴有排便急迫感、肛门不适、失禁等症状。腹泻分急性和慢性两类。急性腹泻发病急剧，病程在两到三周。慢性腹泻指病程在两个月以上或间歇期在两到四周内的复发性腹泻。

腹泻不是一种独立的疾病，而是很多疾病的一个共同表现，它同时可伴有呕吐、发热、腹痛、腹胀、黏液便、血便等症状。腹泻伴有发热、腹痛、呕吐等症状一般提示为急性感染；如果伴大便带血、贫血、消瘦等则需警惕肠癌；如果伴腹胀、食欲差等应需警惕肝癌；如果伴水样便则需警惕霍乱弧菌感染。除此之外，腹泻还可直接引起脱水、营养不良等，具体表现为皮肤干燥、眼球下陷、舌干燥、皮肤皱褶。

▌保健指南

❶ 我们应培养良好的个人卫生习惯。认真洗手的卫生习惯是预防腹泻的最有效措施，每个家庭成员都应做到便后、饭前认真洗手。

❷ 我们需注意饮食和饮水卫生。大多数腹泻的感染是通过粪—口的途径，病原通过污染的饮水和食物进行传播，因而要及时、有效地切断病原，如不喝生水、不吃受污染的食物等，这是切断传播途径的有力措施。同样，每个家庭都应保证饮水清洁和用清洁水来制作食物，而且在烹调前也应尽量将食物冲洗干净，可以有效地减少腹泻。

❸ 患者发病时应尽早就诊，还须小心医院内交叉感染。

❹ 我们应做好预防。做好秋季腹泻的预防就要了解一般肠道传染病的预防方法，如隔离、饭前便后洗手、不吃未经清洗和腐败变质的食物。

❺ 患者在腹泻期间不宜为家人做饭烧菜，应直到症状消除为止。患者在如厕后要记得将手洗干净，以免传染病菌给他人。

❻ 我们平时可在三餐时吃几粒大蒜。大蒜可以预防和治疗细菌性腹泻。如果不能或不愿吃生蒜，则可以服用蒜头胶囊，每天3次，各2粒，也同样能起到杀灭细菌及寄生虫的作用。

按摩疗法

按摩反射区

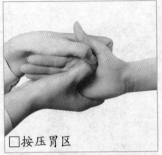
□按压胃区

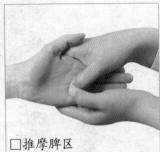
□推摩脾区

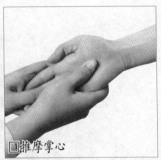
□推摩掌心

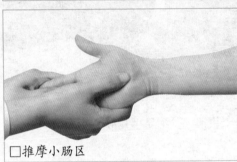
□推摩小肠区

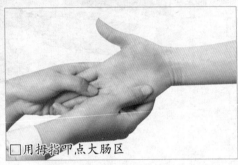
□用拇指叩点大肠区

按摩穴位

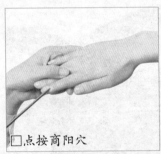
□点按商阳穴

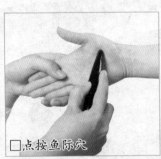
□点按鱼际穴

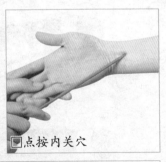
□点按内关穴

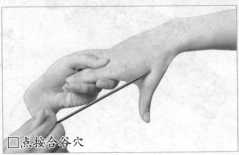
□点按合谷穴

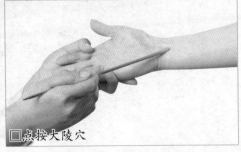
□点按大陵穴

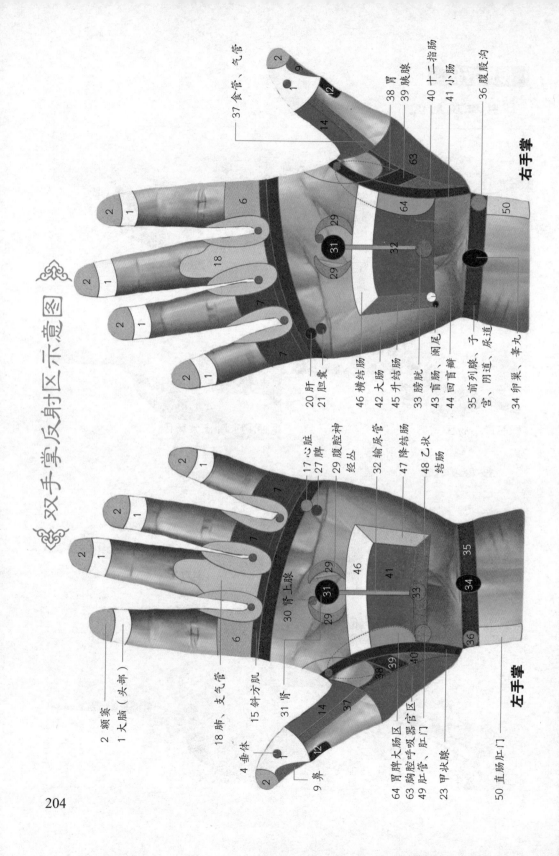

双手掌反射区示意图

204

右手掌

37 食管、气管
38 胃
39 胰腺
40 十二指肠
41 小肠
36 腹股沟

20 肝
21 胆囊
46 横结肠
42 大肠
45 升结肠
33 膀胱
43 盲肠
44 回盲瓣
35 前列腺、子宫、阴道、尿道
34 卵巢、睾丸

左手掌

17 心脏
27 脾
29 腹腔神经丛
32 输尿管
47 降结肠
48 乙状结肠

2 额窦
1 大脑（头部）
4 垂体
18 肺、支气管
15 斜方肌
30 肾上腺
31 肾

9 鼻
64 胃脾大肠区
63 胸腔呼吸器官区
49 肛管、肛门
23 甲状腺
50 直肠肛门

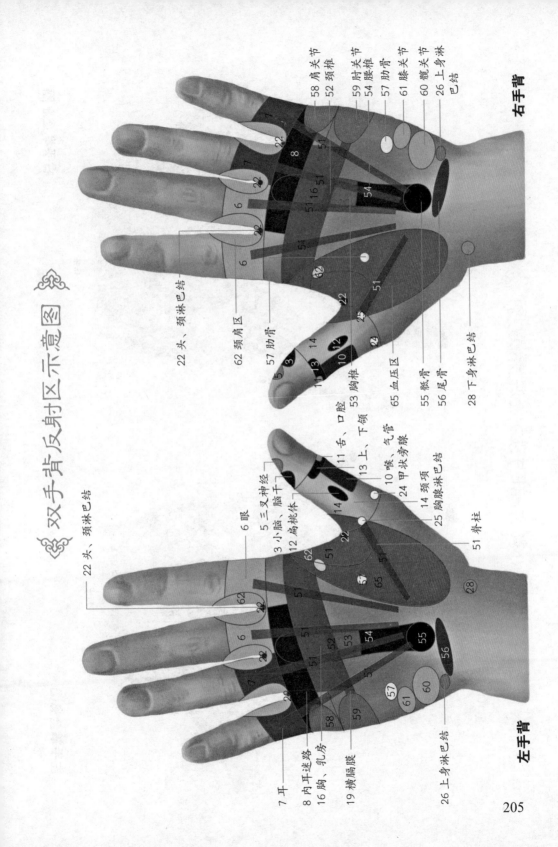

双手背反射区示意图

右手背

58 肩关节
52 颈椎
59 肘关节
54 腰椎
57 肋骨
61 膝关节
60 髋关节
26 上身淋巴结

22 头、颈淋巴结

62 颈肩区
57 肋骨
53 胸椎
65 血压区
55 骶骨
56 尾骨
28 下身淋巴结

11 舌、口腔
13 上、下颌
10 喉、气管
24 甲状旁腺
14 颈项
25 胸腺淋巴结
51 脊柱

22 头、颈淋巴结

6 眼
5 三叉神经
3 小脑、脑干
12 扁桃体

7 耳
8 内耳迷路
16 胸、乳房
19 横膈膜
26 上身淋巴结

左手背

205

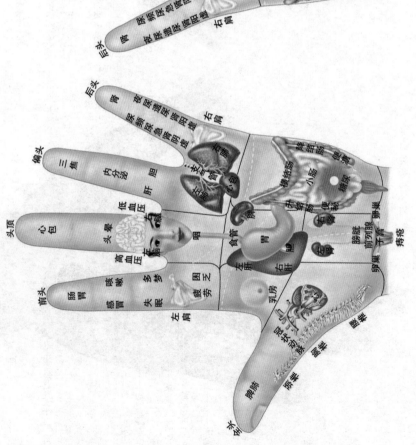

手部生物全息示意图

右手掌全息图

左手掌全息图

206

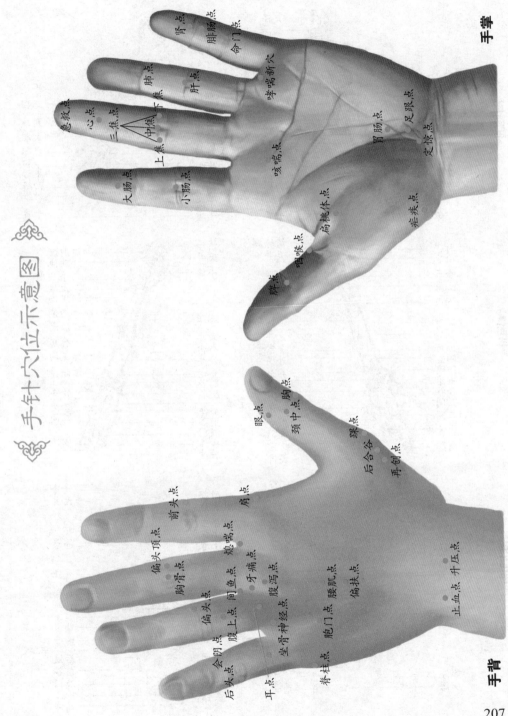

手针穴位示意图

手掌

胃点
肺肠点
命门点
脾点
肺点
肝点
哮喘新穴
急救点
心点
三焦点
中焦
上焦点
大肠点
小肠点
咳喘点
胃肠点
足跟点
足踝点
喘咳点
扁桃体点
疟疾点
咽喉点

手背

眼点
胸点
前头点
颈中点
踝点
偏头点
肩点
胸骨点
后合谷
偏头点
喘咳点
再别点
腹泻点
牙痛点
坐骨神经点
胸肌点
会阴点
腹上点
间鱼点
后头点
腰泻点
耳点
脊柱点
胞门点
偏头点
止血点
升压点

207

手部及小臂穴位示意图

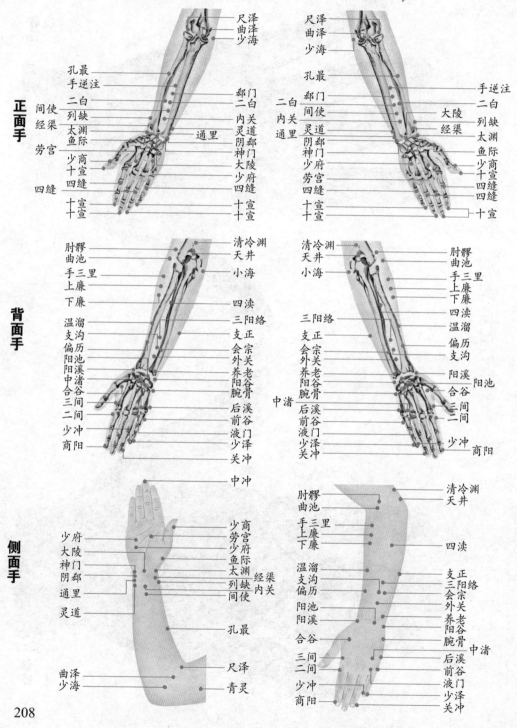

正面手

背面手

侧面手